GELASSENHEIT LERNEN

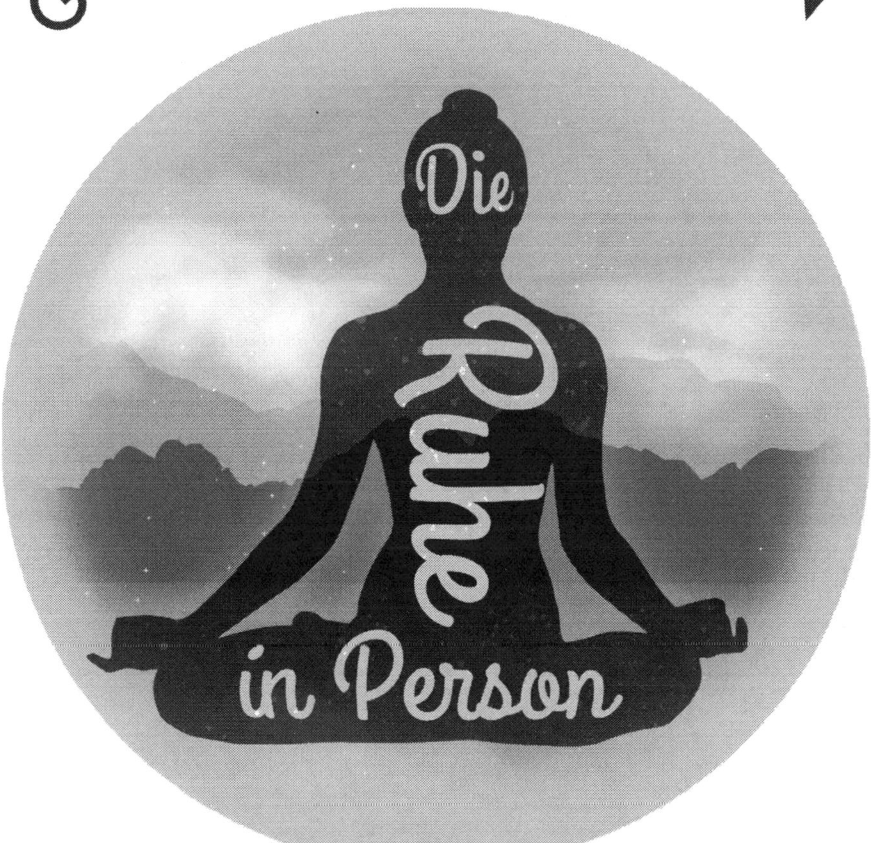

Stress abbauen, Ängste überwinden und negative Gedanken loswerden! Das einzig wahre Rundum-Sorglos-Buch zum Runterkommen, Abschalten und Gelassenheit Lernen

ANASTASIA SCHWARZ

sinaveria

Bibliografische Information der Deutschen Nationalbibliothek.

Die Deutsche Nationalbibliothek verzeichnet diese Publikation in der Deutschen Nationalbibliografie; detaillierte bibliografische Daten sind im Internet über https://dnb.de abrufbar.

Für Fragen und Anregungen: info@sinaveria.de

Zweite Auflage 2022

sinaveria GbR | Fechtenkamp 11 | D-59494 Soest

Weitere Informationen zum Verlag
finden Sie unter: www.sinaveria-verlag.de

Text: Anastasia Schwarz
Covergestaltung: Gregor Leichsnering
Druck: CPI Druckdienstleistungen GmbH

ISBN eBook: 978-3-98601-015-7
ISBN Print: 978-3-98601-016-4
ISBN Hardcover: 978-3-98601-017-1

Inhalt

Vorwort

Heutzutage muss alles immer schneller und produktiver funktionieren. Und als ob das nicht schon Herausforderung genug wäre, soll das Ergebnis, das aus dieser schnellen Produktivität hervorgeht, auch noch qualitativ hochwertig sein und am besten gar keine Fehler enthalten. Bei so einem Prozess gelassen zu bleiben, ist gar nicht so einfach. Weder bei der Geschwindigkeit, mit der wir durchs Leben gehen, noch bei unserem Perfektionismusdrang, ist von Gelassenheit viel zu sehen.

Dabei gibt es so etwas wie Perfektion gar nicht. Wir sind alle nur Menschen und machen Fehler. Doch anstatt diese zu akzeptieren und gelassen darauf zu reagieren, setzen wir uns unter Druck und stressen uns damit, den Anforderungen, die die moderne Gesellschaft an uns hat, gerecht zu werden.

Zu diesen Anforderungen von außen, kommen natürlich auch noch persönliche Probleme dazu, die unsere Gelassenheit nicht gerade fördern. Jeder hat sein Päckchen zu tragen - ob es sich dabei nun um eine Abiturprüfung, eine Bachelorarbeit, Stress im Beruf, Streit mit dem Partner oder der Partnerin, Probleme in der Familie oder eine Krankheit, die einen belastet, handelt.

All diese persönlichen Probleme machen es einem schwer, voller Leichtigkeit durchs Leben zu gehen. Als wäre der Druck von außen noch nicht genug, entsteht auch noch Druck von innen, den wir uns selbst machen.

Wie geht es Dir mit diesem Thema? Kannst Du Dich wiedererkennen, wenn Du diese Sätze liest? Wann hast Du das letzte Mal eine Aufgabe voller Gelassenheit erledigt oder sie an jemand anderen abgegeben, weil Du wusstest, dass sie für Dich zu stressig sein wird? Vor allem, wenn es sich dabei um eine berufliche Aufgabe gehandelt hat? Denn gerade in der Berufswelt wird von den meisten Menschen effizientes, produktives, schnelles und fehlerfreies Arbeiten verlangt. Das kann einen ja nur unter Druck setzen - und dieser Druck überträgt sich natürlich auch in den privaten Alltag eines Menschen.

Wann hast Du das letzte Mal bei einem Problem gedacht: „Ach, das löst sich schon irgendwie, ich muss mir darüber keine Sorgen machen"? Und wann hast Du das letzte Mal guten Gewissens einfach nichts getan. Und mit „nichts" meine ich nicht eine Situation, in der Du etwas Freizeit hattest und Dich dazu gezwungen hast, ein Buch weiterzulesen, obwohl Du das gar nicht wolltest, nur um das Gefühl zu haben, produktiv zu sein. Mit „nichts" meine ich im Bett liegen, die Decke anstarren und die Gedanken kreisen lassen. Einfach mal nichts tun, sich eine bewusste Pause nehmen und sich diese auch wirklich gönnen.

Erinnerst Du Dich noch an das letzte Mal, als Du keine Angst hattest, etwas falsch zu machen? Jemanden zu enttäuschen oder zu versagen? Wahrscheinlich ist das schon eine Weile her. Vielleicht sogar so lange, dass Du Dich gar nicht mehr daran erinnern kannst. Und wenn das der Fall ist, dann brauchst Du definitiv mehr Gelassenheit in Deinem Leben.

Meine persönliche Motivation, mich über Gelassenheit zu informieren und mir diese regelrecht anzutrainieren, war die Tatsache, dass auch ich, wie so viele Menschen, tagtäglich gestresst war, mir viel zu viele Gedanken gemacht, mich unter Druck gesetzt habe und niemals so richtig abschalten konnte. Geht es Dir genauso? Dann hast Du schon einmal einen Schritt in die richtige Richtung gesetzt, indem Du beschlossen hast, Dich intensiver mit diesem Thema auseinanderzusetzen.

In diesem Buch wirst Du nämlich lernen:

- wie sich gestresste Menschen von gelassenen unterscheiden,
- welche Gründe es für fehlende Gelassenheit gibt
- und wie diese Gründe Dich in Deinem Leben einschränken können.

Außerdem erfährst Du, wie Du:

- lernen kannst, gelassener zu werden,
- welche Methoden sich am besten für Dich persönlich eignen,
- welche Vorteile die Gelassenheit in vielen Alltagssituationen mit sich bringt
- und wie sie Dein Leben verbessern und bereichern kann.

Somit wirst Du Deine Einstellung zu so vielen Dingen ändern und ein erfülltes, entspanntes und glückliches Leben führen können. Und das alles dank nur einer einzigen Eigenschaft, die sich viel leichter antrainieren lässt, als meist angenommen: der Gelassenheit.

Ich wünsche Dir viel Freude beim Lesen und Umsetzen der Übungen!

Einleitung

Wie Du siehst, ist es in der Gesellschaft, in der wir leben, gar nicht so einfach, gelassen zu bleiben. Die Gelassenheit kommt viel zu knapp, während der Stress immer größer wird. Dabei haben wir heutzutage die besten Voraussetzungen dafür, ein entspanntes Leben zu führen. Denn noch nie haben wir in so einer sicheren Welt gelebt wie jetzt. Wir haben alles, was wir zum Leben brauchen und noch viel mehr. Wir müssen nicht mehr auf die Jagd gehen und uns in gefährliche Situationen begeben, um nicht zu verhungern, sondern können ganz bequem im Supermarkt einkaufen. Wir müssen uns nicht um unser Leben fürchten, weil wir ein Dach über dem Kopf haben und nicht in der Wildnis schlafen müssen, wo wir verschiedensten Wettereinflüssen und wilden Tieren ausgesetzt sind.

Gerade jetzt müssten wir doch eigentlich durchatmen und gelassen sein. Doch das Gegenteil ist der Fall. Statt unser Leben entspannt zu genießen und uns keine Sorgen zu machen, stressen wir uns bereits, wenn wir einen kleinen Fehler bei der Arbeit begehen oder einen Brief zwei Tage zu spät verschicken, als würde unser Leben davon abhängen. Warum ist das so?

Allein an der Entwicklung der letzten 20 Jahre und der Modernisierung und Digitalisierung, die dadurch entstanden ist, merkt man, wie schnell sich die Welt in dieser kurzen Zeit verändert hat. Diese Veränderung ist natürlich nicht einfach so passiert. Die Menschen haben sie herbeigeführt. Denn wir können nie genug haben. Wir wollen immer größer und immer schneller werden und immer mehr besitzen. Das erzeugt enormen Druck. Für

Gelassenheit bleibt da keine Zeit. Sich mit dem zufriedenzustellen, was man bereits hat und mal einen Gang runterzuschalten, gibt es nicht. Gerade in der Arbeitswelt, in der es um finanziellen Erfolg geht und ein immer größerer Profit angestrebt wird, ist das so.

Diese Schnelllebigkeit, die mit dem Stress Hand in Hand geht, färbt natürlich auch auf das Privatleben einzelner Personen ab. So findet der Stress nicht nur auf dem Arbeitsplatz, sondern auch Zuhause statt. Wenn alles und jeder um Dich herum schnell, produktiv und ständig gestresst ist, dann ist es schwer, Dich davon nicht beeinflussen zu lassen. Solche Umwelteinflüsse führen dazu, dass die Gelassenheit verloren geht.

Auch die Digitalisierung spielt beim Thema Gelassenheit eine große und wichtige Rolle. Dank Social Media können wir auf Knopfdruck unendlich viele Profile und somit auch Menschen finden, mit denen wir uns vergleichen können. Und natürlich vergleichen wir uns meist mit Menschen, die weiter und erfolgreicher sind als wir, statt mit Menschen, die noch nicht so weit sind. Dadurch entsteht der Eindruck, dass wir noch nichts im Leben erreicht haben, was wiederum Druck und Stress erzeugt. Selbstzweifel kommen auf und wir haben nie das Gefühl, gut genug zu sein. Dadurch streben wir immerzu nach mehr, anstatt einfach mal auf Pause zu drücken, unser Leben so zu genießen, wie es grade ist und die Selbstzweifel abzulegen.

„Die Gelassenheit ist eine anmutige Form des Selbstbewusstseins.“[1]

Das sagte die Schriftstellerin Marie von Ebner-Eschenbach und sie hat vollkommen Recht.

Denn es wird immer jemanden geben, der besser, weiter, schneller und erfolgreicher sein wird als Du. Du musst lernen, Dich nicht davon stressen zu lassen und Deinen Weg voller Selbstbewusstsein in Deinem eigenen Tempo zu gehen. Denn was bringt es Dir, irgendwelchen Zielen anderer Menschen hinterherzurennen und erfolgreich zu werden, wenn Du dadurch unglücklich wirst?

Konzentriere Dich also auf Deine Ziele und steuere in Deiner Geschwindigkeit auf sie zu. Das schaffst Du nur mit Gelassenheit.

Lerne Dich selbst besser kennen

Gestresste und gelassene Menschen

Wo liegt eigentlich der Unterschied zwischen gestressten und gelassenen Menschen? Denn dieser lässt sich an mehr Faktoren festmachen, als bloß am äußeren Erscheinungsbild und am offensichtlichen Verhalten.

Gestresste Menschen:

„Stress ist, wenn man nicht nur der Arbeit nachgeht, sondern die Arbeit einem selbst nachgeht."[2]

(Gerhard Uhlenbruck, deutscher Immunbiologe)

Menschen, die gestresst sind, sind ständig dabei, irgendetwas zu tun. Sie können nie so richtig abschalten und stillsitzen. Das liegt zum einen daran, dass sie sich Dinge zu sehr zu Herzen nehmen und sich selber unter Druck setzen, weil sie das Gefühl haben, nie gut genug zu sein. Zum anderen hat das etwas mit den Auswirkungen von Stress auf den Körper zu tun. Denn Stress macht uns zappelig. Wir werden aufgeregt und es wird für uns so gut wie unmöglich, ruhig zu bleiben.

Das ständige Bewegen des Körpers und Kopfzerbrechen über jegliche Probleme, führt dazu, dass ein gestresster Mensch nie bewusste Pausen macht. Denn die Pausen, die er macht, kann er gar nicht richtig genießen, weil er im Kopf schon wieder bei der nächsten Aufgabe ist und nicht im Hier und Jetzt lebt. Er ist in Gedanken immer in der Zukunft und verpasst dadurch die Gegenwart.

Ein gestresster Mensch hat Angst, denn würde er keine Angst haben, wäre er nicht gestresst. Diese Angst hängt sehr stark mit Selbstzweifeln zusammen.

Jemand, der ständig unter Stress steht, will es jedem recht machen. Denn die Angst, die Erwartungen anderer Menschen nicht zu erfüllen, begleitet ihn ebenfalls und ist eine schwere Last.

Stress ist nicht nur im jeweiligen Moment unangenehm und sollte durch Gelassenheit ersetzt werden. Er bringt außerdem Folgen für die Psyche und den Körper mit sich. So sind Schlafstörungen, Burnout und Depressionen sowie Herzrasen, flaches Atmen, das zu einer mangelnden Sauerstoffzufuhr führt, Kopfschmerzen, Bauchschmerzen, Übelkeit und Verdauungsbeschwerden, keine seltenen Folgen von zu viel Stress.[A]

Gelassene Menschen: Menschen, die sich nicht vom Stress kontrollieren lassen, sondern mit einer Gelassenheit durch die Welt gehen, lassen sich von nichts unterkriegen. Sie sind selbstbewusst und können sich sicher sein, dass sie alles schaffen werden. Diese Sicherheit führt zu mehr Gelassenheit, die wiederum für mehr Sicherheit sorgt. Gelassene Menschen schaffen es, bewusste Pausen zu machen, sich zu entspannen und sich diese

Entspannung auch zu gönnen. Sie wissen, dass sie es sich wert sind und leben im Moment, statt in der Zukunft.

Durch diese bewussten Pausen entsteht neue Kreativität und Energie, die ihnen neues Selbstvertrauen schenkt. Dieses Selbstvertrauen ist so stark, dass gelassene Menschen sich von nichts und niemandem unterkriegen und aus der Ruhe bringen lassen.

Körperlich wie auch psychisch profitieren solche Menschen von ihrer Gelassenheit. Die eben erwähnten Auswirkungen von Stress nehmen ab und die tiefe, bewusste und entspannte Bauchatmung sorgt dafür, dass der Körper ausreichend Sauerstoff erhält und sich die Zellen regenerieren können. Außerdem steigt die Leistung des Gehirns und des Körpers. Gelassenheit führt also zu mehr Energie.

Ich stelle Dir nun zehn Fragen, um herauszufinden, wie gelassen Du bereits bist. Solltest Du 0-4 Fragen mit „ja" beantworten, musst du noch ganz schön daran arbeiten, gelassener zu werden. Kreuzt Du 4-7 Fragen mit „ja" an, bist du bereits auf einem guten Weg. Bei 7-10 Mal „ja", bist Du schon ziemlich gelassen. Trotzdem kannst Du Deine Gelassenheit auch in diesem Fall noch trainieren.

1. Etwas läuft nicht nach Plan: Bewahrst Du einen kühlen Kopf und planst in Ruhe um?

JAϒ NEINϒ

2. Obwohl Du eine Deadline hast, erledigst Du die entsprechende Aufgabe trotzdem stressfrei?

JAϒ NEINϒ

3. Du merkst, dass Du spät dran bist: Bleibst Du dennoch gelassen?

JAϒ NEINϒ

4. Du hast Mittagspause: Schaffst Du es, abzuschalten und nicht mehr an die Arbeit zu denken?

JAϒ NEINϒ

5. Kannst Du Dein Wochenende genießen, ohne Druck und Angst zu verspüren, wenn Du an den Montag denkst?

JAϒ NEINϒ

6. Es gibt noch viel zu tun: Stresst Du Dich trotzdem nicht und weißt, dass Du all das auch entspannt schaffen wirst?

JAϒ NEINϒ

7. Du kennst jemanden, der erfolgreicher ist als Du: Bleibst du gelassen und weißt, dass auch Du diesen Erfolg in Deinem Tempo erzielen wirst?

JAϒ NEINϒ

8. Konzentrierst Du Dich immer auf den Moment, statt Dir Sorgen um Deine Zukunft zu machen?

JAϒ NEINϒ

9. Schläfst Du abends schnell ein, ohne in ein Gedankenkarussell zu gelangen?

JAϒ NEINϒ

10. Würdest Du Dich selbst als einen gelassenen Menschen beschreiben?

JAϒ NEINϒ

Das „Warum“

Um Dein Verhalten wirklich ändern und gelassener werden zu können, solltest Du erst mal Dein *„Warum“* kennen. Du brauchst einen oder mehrere konkrete Gründe, um an Dir arbeiten zu wollen. Wer nicht weiß, wieso er sich überhaupt verändern will, der wird sehr schnell seine Motivation verlieren und aufgeben.

Wie sieht also Dein *„Warum“* aus? Nimm Dir einen Moment Zeit, hör in Dich hinein und frag Dich, wieso es Dir so wichtig ist, gelassener zu werden.

Einige Gründe, weshalb es sich lohnt, seine Gelassenheit zu trainieren, habe ich Dir ja bereits vorgestellt. Doch all diese Gründe sind nicht persönlich, weshalb sie nicht ausreichen werden, um Deine Motivation zu behalten. Finde also Deine persönlichen Gründe.

Wenn Du beispielsweise merkst, dass Du immer, wenn Du gestresst bist, starke Kopfschmerzen bekommst, dann könnten diese Beschwerden ein persönlicher Grund sein, um an Deiner Gelassenheit zu arbeiten. Solltest Du immer Herzrasen und Schweißausbrüche bekommen, wenn du Dich einer Deadline näherst, dann ist das Loswerden dieser Symptome ebenfalls ein toller Motivationsgrund für mehr Gelassenheit in Deinem Leben.

Wenn Du Dein „Warum“ herausfindest und am besten schriftlich festhältst, dann solltest Du dieses so konkret wie möglich formulieren. Je konkreter Dein Ziel ist, desto höher ist die Wahrscheinlichkeit, dass Du es erreichst. *„Ich will einfach entspannter durchs Leben gehen“* ist zum Beispiel sehr unkonkret.

Deinen Motivationsgrund kannst Du auch auf einen Zettel schreiben und diesen irgendwo aufhängen, wo Du ihn gut sehen kannst und oft sehen wirst, um Dich immer wieder an Dein Ziel zu erinnern.

Meine persönlichen Gründe haben mir auf jeden Fall sehr dabei geholfen, mich an meinen Plan, gelassener zu werden, zu halten. Da ich einen empfindlichen Magen habe, hatte ich immer sehr mit Bauchschmerzen und Übelkeit zu kämpfen, wenn ich angespannt war. Dazu kamen dann auch noch Schlafstörungen, weil ich mir so den Kopf darüber zerbrach, was ich am Tag alles falsch gemacht haben könnte, dass ich einfach nicht einschlafen konnte. Auch tagsüber machte ich mir ständig Sorgen und verpasste meinen Alltag, statt im Hier und Jetzt zu leben. Diese drei konkreten Gründe (Bauchschmerzen, Schlafprobleme und das ständige Grübeln) haben mir die nötige Motivation gegeben, um an meinem Ziel, gelassener zu werden, festzuhalten.

Natürlich bringt die Gelassenheit noch mehr Vorteile mit sich, als nur das Lösen der persönlichen Probleme. Zum Beispiel habe ich gemerkt, dass ich viel öfter gute Laune habe, seit ich gelassener durchs Leben gehe, dass es mir nicht mehr so wichtig ist, was andere Menschen von mir denken und dass ich nicht mehr in Panik gerate, wenn mir mal ein Fehler passiert. Außerdem hat sich die Beziehung zu mir selbst deutlich verbessert, weil ich mich nicht für jede Kleinigkeit verurteile, sondern mir sage, dass es okay ist, nicht perfekt zu sein. Ich traue mich, mehr Dinge zu machen, weil die Angst vor dem Versagen sich ebenfalls reduziert hat.

All diese Vorteile bringt die Gelassenheit also auch mit sich. Doch um überhaupt gelassener werden zu können, sollte Dein „Warum“ immer so persönlich und konkret wie möglich sein. So bringst Du den Stein am besten ins Rollen.

Wie gehst Du mit bestimmten Situationen um?

Sobald Du Dein *„Warum“* kennst, solltest Du Dich im nächsten Schritt fragen, wie Du Dich in bestimmten Situationen verhältst. Der Selbsttest hat Dir ja bereits ein Gefühl dafür gegeben, wie gelassen Du in Deinem Leben bist. Jetzt geht es darum, konkreter zu werden und Dir Gedanken darüber zu machen, wann Du es bereits schaffst, gelassen zu sein, in welchen Situationen Dir das noch schwerfällt und woran das liegen könnte.

Sei bei dieser Selbstreflektion ehrlich zu Dir. Denn oft neigen wir dazu, uns falsch einzuschätzen und auch zu überschätzen. Schau also genau hin und frag Dich am besten zwei Mal, ob Du in einer Situation wirklich gelassen warst oder Dir das nur eingeredet hast und an dieser Stelle noch an Dir arbeiten könntest.

Bist du wirklich gelassen, wenn Du auf eine Beleidigung zwar ruhig und lächelnd antwortest, innerlich aber vor Wut kochst? Bist Du ein gelassener Mensch, wenn Du einen Gedanken, der Dich unter Druck setzt, einfach nicht zulässt? Oder schaffst Du es nur gelassen zu sein, weil Du diesen Gedanken verdrängst und weißt, wie sehr er Dich belasten würde, wenn Du ihn zulassen würdest? Wenn etwas nicht so klappt, wie Du es Dir gewünscht hättest und Du behauptest, es sei nicht so schlimm, ist es dann wirklich nicht so schlimm oder redest Du Dir das nur ein, um Dich nicht damit auseinandersetzen zu müssen?

Wenn Du nicht weißt, wo Du mit der Selbstreflektion am besten anfangen sollst, weil Dir auf die Schnelle keine konkreten Situationen aus Deinem Leben einfallen, kannst Du Dir gerne die folgenden Beispiele in Ruhe durchlesen und Dich in die jeweiligen Situationen hineinversetzen. Frage Dich, wie Du in einem solchen Moment reagieren würdest oder in der Vergangenheit vielleicht sogar schon reagiert hast. Warst Du entspannt, gelassen, unter Druck, gestresst, voller Angst oder sorgenfrei?

Die Beispiele werden hoffentlich ein kleiner Gedankenanstoß für Dich sein und Dir dabei helfen, Dich wieder an persönliche Situationen zu erinnern und Dein Verhalten zu reflektieren.

Denn erst, wenn Du Deine persönlichen Baustellen kennst, kannst Du an ihnen arbeiten, Deine Gelassenheit trainieren und sie gezielt einsetzen.

1. Du hast drei Wochen Zeit für eine bestimmte Aufgabe (ob in der Schule, der Uni oder auf der Arbeit), merkst aber nach zweieinhalb Wochen, dass Du noch nicht mal die Hälfte geschafft hast.

2. In ein paar Tagen musst Du einen Vortrag vor 50 Menschen halten.

3. Ein Familienmitglied kritisiert Dich für Dein Verhalten und wird dabei laut.

4. Dein Partner oder Deine Partnerin verkündet, dass er oder sie mit Dir später etwas Wichtiges besprechen will, was ihm oder ihr schon lange auf dem Herzen liegt.

5. Du bist auf Social Media und merkst mal wieder, dass Person A in einer glücklichen Beziehung ist, während Du schon lange in keiner Beziehung warst und Person B beruflich erfolgreicher zu sein scheint als Du (ihr arbeitet in derselben Branche).

6. Vor einiger Zeit hast Du ein Jobangebot erhalten. Nach langem Überlegen hast Du dieses angenommen, bereust Deine Entscheidung jedoch seitdem. Du kannst nicht aufhören, daran zu denken, wie Dein Leben jetzt wäre, wenn Du Dich gegen das Angebot entschieden hättest.

Nun folgen zwei Beispiele, die Dir anhand der Auswirkungen ebenfalls zeigen können, dass Du in einer bestimmten Situation nicht gelassen warst. Denn oft merkt man die eigene Anspannung gar nicht, weil es auf den ersten Blick nicht so scheint, als könnte die Situation Stress auslösen. Während es naheliegend ist, dass viele Menschen nicht gelassen bleiben können, wenn sie beispielsweise von ihrem Chef angeschrien werden, ist das in anderen Fällen nicht so naheliegend. Deswegen solltest Du darauf achten, wie Du Dich nach einer solchen Situation fühlst.

1. Du gehst mit Deinen Freunden aus. Ihr zieht von Bar zu Bar, besucht einen Club oder geht zusammen essen. Wie fühlst Du Dich danach? Geht es Dir gut und bist Du glücklich? Oder musst Du Dich erst mal hinlegen und ausruhen und hast vielleicht sogar Kopfschmerzen?

2. Du freust Dich auf den bevorstehenden Urlaub und bist bereits fleißig dabei, alles zu planen, vorzubereiten und zu erledigen. Fühlst Du Dich dabei wirklich gelassen oder kannst Du abends nicht einschlafen, weil Du Dir so viele Gedanken darüber machst, was noch alles erledigt werden musst?

In Situationen, die uns als positiv erscheinen, merken wir oft nicht, wie angespannt wir eigentlich sind. Um Gelassenheit zu lernen, ist es jedoch wichtig, diese Anspannung nicht nur in offensichtlichen Momenten zu erkennen, sondern auch in denen, die wir genießen und bei denen wir gar nicht auf die Idee kommen, sie seien anstrengend. Gerade in Momenten, die uns glücklich machen, sollten wir doch gelassen sein und loslassen können. Mehr dazu im Kapitel „Negativer und positiver Stress".

Womit hast Du es schon probiert?

Es gibt ein paar beliebte Methoden, die einem dabei helfen können, gelassener zu werden. Vielleicht hast auch Du schon mal diese Methoden ausprobiert. Einige der Methoden haben wahrscheinlich funktioniert, andere nicht. Wenn eine Methode nicht klappt, dann bedeutet das nicht, dass sie nicht effektiv ist, sondern dass sie sich einfach nicht für Dich persönlich eignet.

Eine häufige Methode für mehr Gelassenheit ist zum Beispiel die gründliche Planung. Es wird davon ausgegangen, dass Menschen, die ihren Alltag genau strukturieren und durchplanen, gelassener sind. Doch das ist nicht immer der Fall. Denn während mir diese Methode beispielsweise wirklich hilft, löst das tägliche Planen bei einem Menschen, der nicht viel von Organisation hält, keine Gelassenheit, sondern Unruhe aus.

Zu lernen, *„nein"* zu sagen, soll ebenfalls die Gelassenheit fördern. Doch wem es wie mir sehr wichtig ist, was andere Menschen von ihm halten, der wird sich noch Tage, nachdem er zu jemandem *„nein"* gesagt hat, den Kopf darüber zerbrechen, was diese Person nun von ihm denken könnte. Die Gelassenheit würde bei so einem Menschen also nicht gefördert werden. Zumindest nicht, bis dieser Mensch gelernt hat, für sich einzustehen und selbstbewusste Entscheidungen zu treffen.

Auch verschiedene Entspannungsübungen können die Gelassenheit fördern. Doch das gilt auch nicht für jeden Menschen. Ich werde manchmal zum Beispiel eher zappelig, wenn ich versuche, mich bewusst zu entspannen. Deswegen ist für mich Sport der richtige Weg.

Was ich damit sagen will ist, dass wir alle sehr unterschiedlich sind. Falls Du also schon bestimmte Methoden, die zu mehr Gelassenheit verhelfen sollen, ohne Erfolg ausprobiert hast, dann lass bitte den Kopf nicht hängen. Gib nicht auf, falls etwas nicht funktioniert, sondern probiere einfach eine neue Methode aus. Oder um es mit Konrad Adenauers Worten zu sagen:

„Fallen ist weder gefährlich noch eine Schande.
Liegenbleiben ist beides."[3]

Gib also nicht auf, sondern probiere verschiedene Übungen aus, bis Du welche gefunden hast, die bei Dir funktionieren und Dich tatsächlich gelassener werden lassen. Später werde ich Dir zehn verschiedene Methoden vorstellen, die Deine Gelassenheit fördern können. Es wird also mit Sicherheit etwas für Dich dabei sein.

Die Ursprünge der Ungelassenheit

Vielen Menschen mangelt es nicht grundlos an Gelassenheit in ihrem Leben. Die Ungelassenheit entsteht nämlich durch verschiedene Faktoren. Dabei können diese Faktoren von Mensch zu Mensch unterschiedlich sein. Was den einen Menschen gelassen bleiben lässt, löst bei dem anderen Ungelassenheit aus.

Diese unterschiedlichen Faktoren führen dann zu Stress, Ängsten, innerer Unruhe und so weiter. Und all das wiederum führt unweigerlich zur Ungelassenheit. Denn unruhig und gelassen gleichzeitig zu sein, ist leider unmöglich.

Um gelassener werden zu können, solltest Du also zunächst erst mal herausfinden, wodurch Deine Ungelassenheit überhaupt entsteht, welche Folgen sie mit sich bringt und warum es so wichtig ist, den Ursprüngen der Ungelassenheit auf den Grund zu gehen. Denn erst, wenn Du die Ursache kennst, kannst Du das Problem nachhaltig lösen und gelassener werden.

Was ist Stress?

Stress ist nichts weiter als die Reaktion des Körpers auf bestimmte Reize. Und damit ist Stress an sich auch eigentlich vollkommen harmlos. Der Stress sorgt lediglich für einen Energieschub. Er erhöht die Konzentrationsfähigkeit und die Leistung des Körpers und des Gehirns. Diese Reaktionen sind besonders in gefährlichen Situationen sehr hilfreich. Sie sind da, um Dich zu beschützen.

Doch solche wirklich gefährlichen Situationen gibt es heutzutage, wie bereits erwähnt, nur noch sehr selten. Es ist unwahrscheinlich, dass Du in Deinem Alltag plötzlich von einem wilden Tier angegriffen wirst. Doch natürlich gibt es auch heute noch Momente, in denen der Stress sehr sinnvoll ist. Zum Beispiel kann die erhöhte Konzentrations- und Leistungsfähigkeit Dir bei einem wichtigen Bewerbungsgespräch helfen oder bei einer Prüfung.

Wenn es bei solchen Ausnahmesituationen bleiben würde, wäre das ja kein Problem. Aber wie sagte der Arzt Paracelsus so schön:

„Alle Dinge sind Gift, und nichts ist ohne Gift. Allein die Dosis macht, dass ein Ding kein Gift ist.“[4]

Und unsere tägliche Stressdosis ist auf alle Fälle zu hoch. Denn dieser begleitet uns so gut wie ständig, sogar in den banalsten Situationen, in denen er uns viel mehr schadet als hilft. Was nützt es uns, uns aus der Ruhe bringen zu lassen, wenn wir etwas spät dran sind, unser Essen auf dem Herd ein wenig anbrennt oder wir einen Brief vom Finanzamt erhalten, den wir noch nicht mal geöffnet haben? Denk am besten mal an die letzte Situation, in der Du so richtig unter Stress warst. Wie hast Du Dich dabei gefühlt? Hat Dir der Stress in der Situation weitergeholfen oder Dich eher zusätzlich belastet?

Doch nicht nur in Situationen, bei denen man es nachvollziehen kann, geraten wir in Stress. Selbst wenn wir vor dem Fernseher sitzen und eigentlich entspannen wollen, löst die spannende Serie, die wir schauen, Stress in uns aus.

In solchen Situationen entsteht der Stress, ohne dass wir von ihm profitieren können. Und wenn sich solche Situationen häufen und wir nie so richtig abschalten können, schadet uns der Stress auf Dauer.

Wie entsteht Stress?

„Man muss mit seinen Gedanken nur bei dem sein, was gerade jetzt zu tun ist.“[5]

(Marc Aurel, römischer Kaiser)

Wenn sich die Menschen an dieses Zitat halten würden, könnten sie viel gelassener leben. Denn dieser dauerhafte, ungesunde Stress, entsteht vor allem durch die Reizüberflutung. Somit können wir uns nicht einer einzigen Sache widmen und konzentrieren uns auf viele Dinge gleichzeitig. Das, was wir heutzutage erleben, ist einfach viel zu viel für den menschlichen Körper und das Gehirn. Denn der Körper versucht ununterbrochen, präsent, konzentriert und voller Energie zu sein. Und wodurch entsteht diese Energie? Richtig: durch Stress.

Jeder neue Reiz, den wir empfangen, könnte eine potenzielle Gefahr sein. Doch wieso gibt es so unfassbar viele Reize?

Auch das ist eine Folge der Digitalisierung. So gut wie jeder hat ein Smartphone, wodurch er nicht nur unglaublich viele Reize empfängt, sondern auch noch das Gefühl bekommt, Tag und Nacht erreichbar sein zu müssen. Denn eine Nachricht ist schnell abgeschickt und das Internet ist unendlich. Wer durch das Blättern in einer Zeitschrift neue Reize empfängt, der begrenzt diese Aufnahme bewusst, da die Zeitschrift irgendwann endet. Im Internet können jedoch unendlich viele Seiten geöffnet, Profile angeschaut, Artikel gelesen und Videos geguckt werden. Das führt zu einer Reizüberflutung.

Wenn ein Mensch am Tag viel erlebt hat, nutzt sein Körper den Schlaf, um all die Erfahrungen zu verarbeiten. Doch der Stress führt sogar dazu, dass viele nicht mal nachts so richtig abschalten können. Es bleibt also kein Raum für die Verarbeitung der Reize und das ist problematisch.

Denn neben den ganzen Reizen, kommen auch noch andere Auslöser für Stress dazu. Oft sind diese Auslöser verschiedene Ängste, wie zum Beispiel die Verlustangst, die Versagensangst, die Angst vor Verantwortung oder die Angst vor der Meinung anderer Menschen. Aber auch weitere Faktoren wie der Perfektionismusdrang, der Ehrgeiz oder private Probleme, spielen bei der Entstehung von Stress eine Rolle.

Früher konnte der entstandene Stress direkt wieder abgebaut werden. An diesem Punkt komme ich nochmal auf das Beispiel mit dem wilden Tier zurück: Wer früher in Stress geriet, weil er von einem wilden Tier gejagt wurde, konnte diesen direkt wieder abbauen, indem er floh oder gegen das Tier kämpfte.

Wer heutzutage jedoch im Bett liegt und durch das Grübeln über die eigenen Probleme in Stress gerät, der baut diesen nicht ab. Mit der Zeit entsteht Dauerstress, weil der Körper nie so richtig entspannen und durchatmen kann. Das ist das eigentliche Problem und nicht, dass es den Stress überhaupt gibt.

Deswegen ist es auch so wichtig, zu lernen, wie man diesen Stress wieder abbauen kann. Dafür gibt es viele verschiedene Methoden, die sich je nachdem, wie Du gestrickt bist, mehr oder weniger für Dich eignen. Welche Methoden das sind und wie Du mithilfe dieser Methoden Stress abbauen und gelassener werden kannst, erfährst Du in dem großen Kapitel *„Gelassenheit lernen“.*

Negativer und positiver Stress

Stress ist nicht gleich Stress. Es wird unterschieden zwischen positivem und negativem Stress. Dabei kann man nicht sagen, welche Auslöser zu welcher Art von Stress führen, weil das von Person zu Person vollkommen unterschiedlich ist.

Was der eine Mensch als schönes Erlebnis benennen würde, bereitet dem anderen Kopfschmerzen und schlaflose Nächte. Mit Sicherheit gab es auch schon in Deinem Leben Erlebnisse, die Dich total unter Stress gesetzt haben. Als Du dann jemandem von der jeweiligen Stresssituation erzählen wolltest, konnte die Person das überhaupt nicht nachvollziehen. Andersrum fand diese Situation in Deinem Leben bestimmt auch schon statt. Erinnerst Du Dich an ein solches Erlebnis?

Dieses Thema habe ich ja bereits im Kapitel *„Wie gehst Du mit bestimmten Situationen um?“* angesprochen, möchte nun jedoch nochmal etwas genauer darauf eingehen.

Der positive Stress nennt sich Eustress und der negative Distress. Ob Du in einer Situation Eustress oder Distress erfährst, hängt von Deiner persönlichen Wahrnehmung und Bewertung des Moments sowie mit Deinen vergangenen Erfahrungen zusammen.

Beispiel: Person A fliegt zusammen mit Person B in den Urlaub. Person A liebt es zu fliegen und ist schon ganz aufgeregt. Ihr Herz rast und ihr Atem wird schneller, weil sie sich so auf den Flug freut. Person B hat ebenfalls ein rasendes Herz und atmet schneller. Das liegt jedoch daran, dass sie Flugangst hat und deshalb so aufgeregt ist.

Während Person A Eustress erlebt, ist es bei Person B in der gleichen Situation Distress.

Negativer Stress ist natürlich ungesünder als positiver. Doch auch der Eustress ist nur in Maßen harmlos und gesund, weil er für Glückshormone sorgt. Denn auch positiver Stress kann durch Überreizung entstehen, was dem Körper auf Dauer einfach zu viel wird.

Zudem kann Eustress sich schnell in Distress verwandeln, ohne dass Du das bemerkst. Deine positive Aufregung vor einem Marathon kann plötzlich zu Angst werden. Deswegen solltest Du den Eustress nicht verharmlosen und immer ein Auge darauf haben.

Was bereitet Dir Eustress und ist es schon mal vorgekommen, dass dieser Eustress plötzlich zum Distress wurde?

Stress durch übermäßigen Konsum

Genauso wie das Internet unendlich ist und uns mit Reizen überflutet, scheinen die Konsummöglichkeiten ebenfalls unendlich zu sein. Wir können alles kaufen, was wir wollen und so viel, wie wir wollen, solange das Geld dafür reicht. Dank des Online-Shoppings müssen wir dafür nicht mal das Haus verlassen, was das Ganze noch attraktiver für uns macht.

Das Problem hierbei ist jedoch, genauso wie bei der Nutzung des Internets, dass wir unsere Grenzen nicht kennen. Wir kaufen immer mehr und mehr, weil wir denken, wir bräuchten all diese Dinge. Dabei stehen die meisten gekauften Sachen letztendlich nur unbenutzt in der Ecke rum.

Doch woher kommt dieses Konsumverhalten? Oft kaufen wir etwas Neues, um eine innere Leere zu füllen. Kennst Du dieses Verhalten auch von Dir? Ich kann von mir selber behaupten, dass das auf mich zutrifft. Früher noch mehr als heute. Denn wenn ich mich schlecht fühle, ist der einfachste Weg, meine Laune zu verbessern, der Konsum.

Doch das hat natürlich auch seine Schattenseiten. Denn die Freude, die durch einen Neukauf entsteht, hält nicht lange an. Und letztendlich landet die gekaufte Sache, wie gesagt, unbenutzt in der Ecke und verstaubt dort.

Dadurch, dass es so viele verschiedene Möglichkeiten und Arten gibt, zu konsumieren, ist für jeden was dabei. Jeder Mensch ist für eine andere Art von Konsum anfällig. Welche Art des Konsums ist es bei Dir? Sammelst Du gerne bestimmte Dinge, hast Du eine Schwäche für neue Möbel oder kaufst Du Dir gerne neue Kleidung?

Statt uns also in den Konsum zu stürzen, der nur kurzfristig glücklich macht, sollten wir an unserer mentalen Gesundheit arbeiten, damit wir gar nicht mehr das Bedürfnis verspüren, immer mehr kaufen zu wollen. Denn je mehr wir besitzen, desto mehr Dinge gibt es auch, um die wir uns kümmern müssen. Das führt zu Stress, den wir wiederum durch weitere Käufe beseitigen wollen. Und der materielle Ballast wird immer größer und somit auch die innere Unruhe.

Nur das zu besitzen, was einem wirklich gefällt und was man regelmäßig benutzt, sorgt hingegen für Gelassenheit.

„Es gibt viele Wege, sich zu bereichern. Einer der besten ist die Sparsamkeit.“

(Francis Bacon, englischer Philosoph)[6]

Diesen Worten kann ich nur zustimmen.

Wann hast Du Dein Zuhause das letzte Mal so richtig ausgemistet? Du erinnerst Dich kaum noch daran? Dann wird es jetzt höchste Zeit dafür!

Prüfungsstress

Wie Du bereits gelernt hast, ist Prüfungsstress an sich nichts Schlechtes. Denn wer Unruhe und Aufregung vor einer wichtigen Prüfung verspürt, der wird diese mit einer höheren Konzentrations- und Leistungsfähigkeit meistern können. Das wiederum führt logischerweise auch zu einem besseren Ergebnis.

Manche Menschen verspüren sogar Eustress vor einer Prüfung anstatt Distress. Sie haben keine Angst, sondern sind auf eine positive Art und Weise aufgeregt und freuen sich vielleicht sogar auf die Prüfung. Das ist natürlich umso besser.

Welche Art von Stress empfindest Du vor und während einer Prüfung? Versetz Dich doch mal in die Situation vor einer Deiner letzten Prüfungen. Wie hast Du Dich gefühlt? Warst Du aufgeregt, gestresst oder hattest Du Angst? War die Aufregung positiv oder negativ?

Während der Prüfungsstress dem einen unheimlich hilft, kann er für den anderen problematisch werden. Denn es kommt immer darauf an, in welcher Verfassung ein Mensch vor einer Prüfung ist und wie er generell zu Prüfungen steht. Sollte er große Angst davor haben, sich jedes Mal den Kopf zerbrechen und kaum schlafen können, dann ist der Prüfungsstress natürlich alles andere als hilfreich. Ganz im Gegenteil.

Vor allem Menschen, die mit einem hohen Zeit- und Leistungsdruck nicht gut umgehen können, sind von negativem Prüfungsstress betroffen. Denn die Schnelllebigkeit in der modernen Gesellschaft, färbt natürlich auch auf die Prüfungsvorbereitungen ab. Viel zu viel Stoff soll in viel zu wenig Zeit gelernt werden. Ganz egal ob in der Schule oder in der Uni. Wobei der Prüfungsstress in der Uni noch intensiver sein kann als in der Schule.

Wer damit nicht umgehen kann, der wird auch vom Prüfungsstress nicht profitieren können, sondern eher darunter leiden. Die eigene Gelassenheit zu trainieren, kann in so einem Fall also sehr helfen. Den Prüfungsstress kannst Du nämlich beispielsweise durch regelmäßige Meditation abbauen und so gelassener in die Prüfung gehen. Mehr dazu im Kapitel *„Die Meditation“.*

Wut, Eifersucht und Neid

Wer wütend, eifersüchtig oder neidisch ist, der kann nicht gleichzeitig auch gelassen sein.

Wie bist Du bisher mit solchen Gefühlen umgegangen? Hast Du sie einfach rausgelassen, hinterfragt, woher sie kommen oder sie unterdrückt? Denk am besten an die letzten Situationen, in denen Du wütend, eifersüchtig oder neidisch warst. Wie ging es Dir mit diesen Gefühlen?

Wenn Du Dich darin übst, in Deinem Leben gelassener zu werden, wirst Du auch mit diesen unangenehmen Emotionen besser zurechtkommen können. Denn die Gelassenheit sorgt nicht nur dafür, dass Du generell seltener wütend wirst, sondern auch dafür, dass Du mit Deiner Wut besser umgehen kannst, wenn sie sich doch mal wieder meldet.

Sobald so ein intensives und unangenehmes Gefühl wie Wut, Eifersucht oder Neid aufkommt, solltest Du dich zunächst immer fragen, was der Grund für dieses Gefühl ist. Denn dieser ist oft nicht so offensichtlich wie es anfangs scheint.

Beispiel: Du erhältst am Morgen eine schlechte Nachricht und bist deswegen den ganzen Tag nicht gut drauf. Am Abend macht Dein Partner oder Deine Partnerin irgendeinen Witz über Dich und Du wirst wütend. Im ersten Moment wirst Du vielleicht denken, dass der Witz der Grund für Deine Wut ist. In Wirklichkeit hat dieser jedoch nur das Fass zum Überlaufen gebracht und eigentlich bist Du wegen der schlechten Nachricht wütend.

Um Deine Gefühlswelt verändern zu können, solltest Du immer erst mal die Ursache für Deine Emotionen herausfinden. Das gilt natürlich nicht nur für die Wut, sondern auch für die Eifersucht.

Wenn Du in Deiner Beziehung sehr eifersüchtig bist, dann frag Dich, ob das Dein persönliches Problem ist, weil Du mit Selbstzweifeln zu kämpfen hast oder ob Dein Gegenüber Dir gute Gründe gibt, um wirklich eifersüchtig zu sein.

Je nachdem, wie Deine Antwort lautet, wäre die Lösung dann entweder, an Dir und Deinen Selbstzweifeln zu arbeiten, um Dich von dem unangenehmen Gefühl der Eifersucht zu befreien oder mit Deinem Gegenüber zu sprechen und wenn es kein Vertrauen zwischen euch beiden gibt, die Beziehung vielleicht sogar zu beenden.

Bei Neid ist das genauso: Wenn Du auf eine bestimmte Person besonders neidisch bist, dann frag Dich, woran das liegt. Was hat diese Person, das Du nicht hast? Vielleicht wäre es sinnvoller, die Energie, die Du verbrauchst, wenn du neidisch bist, dafür zu nutzen, für Deinen Traum zu arbeiten. Und natürlich auch dafür, an Dir zu arbeiten. Denn auch hinter Neid stecken oft Selbstzweifel. Wer von sich selber überzeugt ist und weiß, dass er alles schaffen kann, was er sich nur erträumt, der hat keinen Grund dafür, andere zu beneiden.

Wer die Ursache kennt, kann das Symptom behandeln und wieder gelassener werden. Die Ursache für viele unserer negativen Reaktionen auf bestimmte Dinge, hängt oft mit unseren Glaubenssätzen zusammen. Wenn wir zum Beispiel unser Leben lang eingeredet bekommen haben, dass wir niemals erfolgreich sein werden, dann verinnerlichen wir diese Aussage im

Laufe des Lebens immer mehr und beginnen, an sie zu glauben. Und dann ist es kein Wunder, wenn wir anfangen, andere Menschen zu beneiden, weil wir selber an uns zweifeln und denken, wir könnten niemals so erfolgreich sein wie sie.

Um gelassener durchs Leben zu gehen, solltest Du damit beginnen, Deine negativen Glaubenssätze durch positive zu ersetzen. Wie genau Du das machst, erfährst Du in dem Kapitel *„Affirmationen und Glaubenssätze“.*

Das Burnout Syndrom

„Was ohne Ruhepausen geschieht, ist nicht von Dauer.“

(Ovid, römischer Dichter)[7]

Dieses Zitat ist ein Appell an alle Menschen, die sich keine Ruhepausen gönnen. Denn bei wem die Gelassenheit an jeder Stelle im Leben fehlt, wer nur noch am Arbeiten ist und sein Leben nicht mehr richtig lebt, der hat entweder bereits ein Burnout oder steht kurz davor. Sein Leben auf Dauer ohne Pausen zu leben, geht einfach nicht.

Von einem Burnout kann man sprechen, wenn der Betroffene körperlich und geistig total erschöpft ist und einen Punkt erreicht hat, an dem er einfach nicht mehr kann. Die Person ist dann nämlich so unfassbar überfordert, dass sie nichts mehr auf die Reihe bekommt, ständig lauter Fehler macht und sich einfach überhaupt nicht mehr konzentrieren kann.

Das Burnout-Syndrom entsteht nicht einfach so von heute auf morgen, sondern entwickelt sich mit der Zeit. Anfällig dafür sind Menschen, die mit ihrem Leben überfordert sind, fast ununterbrochen arbeiten und kaum Freizeit mehr haben.

Für diese vollkommene Überlastung gibt es viele verschiedene Ursachen. Dazu zählt zum Beispiel der Druck vom Chef, noch mehr leisten zu müssen, der Druck, den man sich selber macht, das Gefühl, nie gut genug zu sein, der Drang, immer perfekt sein zu wollen und die schlechte Angewohnheit, seinen Wert an der eigenen Produktivität zu bestimmen.

Dazu kommt noch die Tatsache, dass jeder Mensch unterschiedlich stark belastbar ist. Das kann einem die Illusion vermitteln, man würde sich nur anstellen und leide gar nicht an einem Burnout. Aber nur, weil Dein Kollege noch mehr arbeitet als Du und dabei glücklich zu sein scheint, bedeutet das nicht, dass Du Dir Dein Burnout nur einredest. Außerdem weißt Du ja schließlich nie, wie es Deinem Kollegen wirklich geht und ob er nicht vielleicht auch unter der vielen Arbeit leidet.

Erkennst Du Dich in den beschriebenen Symptomen eines Burnouts wieder? Wenn Dir all diese Situationen bekannt vorkommen, dann wird es höchste Zeit, Dein Leben zu ändern. Nur so kannst Du einem bevorstehenden Burnout vorbeugen oder ein bereits eingetretenes besiegen.

Zu lernen, gelassener durchs Leben zu gehen, kann Dir auf alle Fälle dabei helfen. Therapeutische Hilfe empfiehlt sich natürlich ebenfalls.

Was sind Ängste und Phobien?

Angst ist zunächst nichts weiter als ein ganz normales Gefühl. Und jedes Gefühl ist weder gut noch schlecht. Erst unsere Bewertung lässt es positiv oder negativ werden. Genauso wie jedes andere Gefühl, hat also auch die Angst ihre Berechtigung, da zu sein. Jeder Mensch kennt dieses Gefühl aus unterschiedlichen Momenten in seinem Leben.

„Angst haben wir alle. Der Unterschied liegt in der Frage wovor."

(Frank Thiess, deutscher Schriftsteller)[8]

Angst dient uns als Warnsignal vor gefährlichen Situationen. Sie unterscheidet sich von der Furcht, die wir bei einer bestimmten Gefahr von außen verspüren, da Angst durch alles Mögliche hervorgerufen werden kann.

Um Angst zu bekommen, muss ein Mensch also nicht in ernsthafter Gefahr sein. Er kann dieses Gefühl sogar selber hervorrufen, einfach nur durch seine Gedanken. Wenn er an etwas denkt, das ihn aus der Ruhe bringt und ihm Sorgen bereitet, kann er Angst bekommen, obwohl es im jeweiligen Moment gar keinen Anlass dafür gibt.

Dass Du gerade Angst hast, merkst Du daran, dass Dein Herz schneller schlägt, Dein Puls sich erhöht, Du anfängst zu schwitzen, größere Pupillen bekommst, schnell, kurz und flach atmest und ein Gefühl der

Ausweglosigkeit verspürst. Wann hattest Du das letzte Mal so richtig Angst? Wie bist Du mit dieser Angst umgegangen?

Während die ganz normale Angst meist situationsbedingt kommt und geht, sieht das bei einer Angststörung oder einer Phobie wieder anders aus. Bei beiden Ausprägungen der Angst, ist diese viel intensiver und tritt meist ohne sichtbaren Grund auf, da keine offensichtliche Bedrohung besteht.

Das ist zum Beispiel dann der Fall, wenn der Betroffene panische Angst vor Spinnen hat, selbst wenn diese ungefährlich sind. Wenn auch Du Angst vor Spinnen hast, wird es Dir jetzt wahrscheinlich kalt über den Rücken laufen. Falls Du diese Angst überhaupt nicht nachvollziehen kannst, dann überleg doch mal, ob es in Deinem Leben eine andere, ähnlich unlogische Angst gibt wie die Angst vor Spinnen. Mit Sicherheit wird Dir etwas einfallen, worüber Du schmunzeln musst.

Solche Ängste und Phobien sind meist irrational und stehen in keinem Verhältnis zu der Gefährlichkeit der Dinge und Situationen, die diese Ängste auslösen. Doch wie kommt es zu solchen Ängsten?

Wie entsteht Angst?

Das Gefühl der Angst entsteht als Folge der Reaktion unseres Körpers auf etwas Bestimmtes. Was genau das ist, ist von Mensch zu Mensch ganz unterschiedlich. Während bei dem einen Menschen seine Angst durch vergangene, traumatische Erlebnisse ausgelöst wird, bekommt ein anderer Mensch viele Ängste, wenn er unter Stress steht.

Doch nicht nur äußere Faktoren können eine Ursache für verschiedene Ängste sein. Auch körperliche Erkrankungen spielen bei der Entstehung von Angst eine große Rolle. So können Hirn- und Herzerkrankungen sowie Erkrankungen der Schilddrüse, ebenfalls das Gefühl der Angst auslösen. Genauso wie weitere Einflüsse auf den Körper wie Medikamente, Drogen und Alkohol.[B]

Viele Auslöser für spätere Ängste werden außerdem bereits in der Kindheit geprägt. Je nachdem, was jemand also im jungen Alter erlebt hat, können diese Erlebnisse Ängste, Panikattacken und Phobien zur Folge haben. Der Mensch merkt sich nämlich, was sich in seinem Leben als gefährlich herausgestellt hat und speichert das ab. Wenn sich ein Kind zum Beispiel stark verbrennt, ist es nicht unwahrscheinlich, dass es eine Angst vor Feuer entwickelt, die sich durch sein gesamtes Leben zieht.

Manche Ängste hängen auch mit der eigenen Persönlichkeit zusammen, die ja wiederum zu einem großen Teil durch verschiedene Erfahrungen geprägt wird. Sie spiegeln andere, tiefsitzende Ängste wider. Hinter der großen Angst vor dem Tod, verbirgt sich zum Beispiel eine weitere Angst, nämlich die vor dem Kontrollverlust. Denn das Sterben ist der größte Kontrollverlust, den man erleben kann. Wer eine Spinnenphobie hat, der fürchtet eventuell das Unbekannte. Denn eine Spinne unterscheidet sich in ihrem Aussehen, ihrer Verhaltensweise und ihrer Bewegung so sehr von dem Menschen, dass diese Tatsache dem einen oder anderen Angst einjagen kann.

Wie Du also siehst, gibt es unglaublich viele Gründe dafür, dass Angst entsteht. Bei jedem Menschen unterscheiden sich diese Gründe. Dabei gibt es Ängste, die logisch und nachvollziehbar sind und welche, die komplett irrational erscheinen und erst bei genauerem Hinsehen einen Sinn ergeben. Nämlich, wenn man die Ursache für diese Ängste kennt.

Denk doch mal an Deine Ängste. Kennst Du ihre Ursachen? Überleg doch mal, welche Gründe es für Deine Ängste geben könnte. Manche Gründe lassen sich relativ schnell herausfinden. Bei anderen braucht es dafür jahrelange Therapie.

Letztendlich dient die Angst vor allem dem Zweck, den Menschen zu beschützen. Doch weil sie eben so oft einfach irrational ist, kann sie im Leben zu einem Hindernis werden. Deswegen ist es auch so wichtig, sich mehr Gelassenheit anzutrainieren, um das eigene Leben nicht von der Angst bestimmen zu lassen.

Der Glaube an Dich selbst ist beim Überwinden Deiner Ängste das A und O. Wer an sich selbst glaubt und weiß, dass er alles schaffen kann, der hat weniger Ängste und ist dadurch auch gelassener. Auf dieses Thema werde ich im Kapitel *„Der Glaube an sich selbst“* noch mal genauer eingehen.

Innere Unruhe und „die Stimmen im Kopf"

Gelassen zu sein, bedeutet nicht einfach nur, sich hin und wieder Pausen zu nehmen, sondern diese auch bewusst genießen zu können. Denn bei vielen Menschen führen Pausen nicht zu einer Entspannung, sondern bewirken das genaue Gegenteil, nämlich innere Unruhe. So werden die Auszeiten mit dem Gefühl verbracht, eigentlich etwas Sinnvolles machen zu müssen, zappelig zu sein und sich den Kopf über unglaublich viele Dinge zu zerbrechen.

Während man im Alltag oft so verplant ist, dass man gar keine Zeit zum Nachdenken hat, melden sich die bekannten Stimmen im Kopf, sobald man mal eine Pause macht. Mit den *„Stimmen im Kopf"* meine ich übrigens nicht die Stimmen, die durch verschiedene psychische Erkrankungen hervorgerufen werden können. Ich meine die Stimmen unserer Gedanken, die mehr kritisieren als loben und in jeder freien Minute in unserem Kopf herumschwirren.

Manchmal schleichen sich auch Stimmen anderer Menschen ein. Meist von Personen, die viel zu viel von uns verlangen und uns damit unter Druck setzen.

Solche negativen Gedanken führen dazu, dass wir nie so richtig abschalten können. Zwar machen wir dann eine körperliche Pause, doch unser Gehirn arbeitet weiter und füttert uns mit negativen Aussagen. So entstehen Selbstzweifel, die dazu führen, dass wir immer mehr machen wollen, anstatt weniger. Nach und nach werden dann auch die körperlichen Pausen seltener. Denn sie sorgen ja sowieso nicht dafür, dass wir uns ausruhen, sondern dafür, dass wir uns schlecht fühlen.

Geht es Dir genauso? Kannst auch Du Deine Pausen nicht richtig genießen und nicht abschalten? Falls Du denkst, das sei nicht der Fall, versetz Dich doch mal in Deine letzte Pause. Konntest Du wirklich zu 100% loslassen und die Pause genießen, ohne Dir Sorgen und Gedanken um die Zukunft zu machen? Hast Du Dir diese Pause tatsächlich gegönnt oder hattest Du ein schlechtes Gewissen dabei?

„Unser Leben ist das Produkt unserer Gedanken."

(Marc Aurel, römischer Kaiser)[9]

Wenn unsere Gedanken voller Ängste und Sorgen sind, statt ermunternd und aufbauend, dann wird sich das auch in der Qualität unseres Lebens widerspiegeln. Deswegen müssen wir uns angewöhnen, in den dafür vorgesehenen Momenten abzuschalten und wirklich zur Ruhe zu kommen. Das funktioniert wie immer am besten durch eine gelassene Einstellung zum Leben und durch einen entspannten Körper und Geist (siehe Kapitel *„Entspannung des Körpers"* und *„Entspannung des Geistes").*

Nur so werden unsere Pausen auch echte Pausen sein. Und wenn wir echte Pausen einlegen, können wir danach auch wirklich effektiv, produktiv und kreativ arbeiten.

Wie entstehen diese Stimmen?

Genauso wie das bei der Angst der Fall ist, gibt es auch unterschiedliche Ursachen für die innere Unruhe und die Stimmen im Kopf. Die ständige Unruhe und Selbstkritik können zum Beispiel das Ergebnis von schlechten Erfahrungen in der Vergangenheit sein.

Beispiel 1: Person A hat Eltern, die ihr immer das Gefühl gegeben haben, nicht genug zu sein. Sie prägt sich diese Erfahrung gut ein und gibt sich dieses Gefühl in ihrem späteren Leben selber wieder, indem sie die Rolle ihrer Eltern übernimmt. Vielleicht wird sie sogar noch dazu weiterhin von ihren Eltern runtergemacht.

Beispiel 2: Person B hat in ihrer Schulzeit schlechte Noten geschrieben und ihre Mitschüler haben sich ständig darüber lustig gemacht. Im Erwachsenenalter kann Person B nun nicht mehr damit umgehen, eine schlechte Rückmeldung für ihre Ergebnisse zu bekommen.

Negative Glaubenssätze prägen sich in das Gehirn ein und verschwinden auf keinen Fall von selbst. Es ist wichtig, an ihnen zu arbeiten und sie durch neue, positive Glaubenssätze zu ersetzen, wie zum Beispiel: Ich bin gut genug. Mein Wert hängt nicht von meiner Produktivität ab. Es ist okay, auch mal Fehler zu machen. Ich muss nicht perfekt sein. Ich bin intelligent und kann alles schaffen, was ich will.

Wir gehen mit uns selbst oft am schlechtesten um. So, wie wir mit uns reden, würden wir in den meisten Fällen mit niemand anderem sprechen. Und das, obwohl wir selbst der wichtigste Mensch in unserem Leben sind.

Wir würden nie jemand anderen täglich beschimpfen und ihm sagen, wie schlecht und dumm und was für ein Versager er ist. Bei uns selber rutschen solche Gedanken jedoch sehr schnell mal heraus. Und das ist sehr ungesund.

Wann hast Du Dich das letzte Mal über Dich selbst aufgeregt und wann hast Du Dir selbst das letzte Mal ein ernst gemeintes Kompliment gemacht? Ich bin mir ziemlich sicher, dass Letzteres zeitlich weiter zurückliegt. Versuch doch mal, das zu ändern. Was hast du heute besonders toll gemacht, was ist Dir gut gelungen und worauf bist Du stolz? Lobe Dich dafür.

Doch nicht nur vergangene Erfahrungen können zu Unsicherheiten, negativen Gedanken und Unruhe führen. Auch der Druck, den wir in der Gegenwart erfahren, kann zu dem Gefühl führen, immer mehr leisten zu müssen, um den gesellschaftlichen Standards zu entsprechen.

Von diesen Standards musst Du Dich lösen, um Dein eigenes Leben so gestalten zu können, wie Du es willst, Dich von nichts und niemandem unterkriegen zu lassen und glücklich zu werden. Das schaffst Du zum Beispiel, indem Du resilienter wirst.

Wenn auch Du schon Erfahrungen mit den inneren, negativen Stimmen gemacht hast, dann kann ich Dir das Kapitel *„Resilienter werden“* sehr ans Herz legen. In dem Kapitel erfährst Du nämlich, was Resilienz überhaupt ist und wie Du sie für Dich nutzen kannst, um psychisch widerstandsfähiger zu werden und Dich von diesen Stimmen zu lösen.

Die Meinung anderer Menschen

Unsere Mitmenschen können uns nicht nur unsere Gelassenheit nehmen, indem sie uns absichtlich stressen oder unter Druck setzen. Auch ihre ungefragte Meinung kann uns aus der Ruhe bringen. Dabei muss das Kundtun dieser Meinung gar nicht unbedingt aus bösen Absichten geschehen. Natürlich haben viele Menschen selber ein geringes Selbstbewusstsein und versuchen dieses mit falschen Mitteln zu steigern. Und zwar, indem sie anderen Menschen ihre Meinung aufdrängen und sie verurteilen, wenn sie diese nicht akzeptieren können.

Doch die meisten Menschen meinen es nur gut. Sie wollen helfen, indem sie sich zu den Problemen anderer äußern und ihnen verkünden, wie sie es geschafft haben, diese Probleme zu lösen und was die Person machen muss, damit es ihr besser geht.

Ob das Verkünden der eigenen Meinung nun aus wohlwollenden Gründen geschieht oder nicht: Es schadet dem Gegenüber in beiden Fällen oft mehr, als dass es ihm hilft. Denn wenn ein Mensch einem anderen seine Meinung aus Missgunst aufdrängt, löst das aus offensichtlichen Gründen negative Gefühle in dem Gegenüber aus. Derjenige, der seine Meinung verkündet, hält sich dann nämlich für etwas Besseres und versucht, den anderen zu belehren.

Wird die Meinung aus einer wohlwollenden Absicht, jedoch ungefragt preisgegeben, kann das beim Gegenüber zu Druck und zu Stress führen. Die Person lässt die Frage nach der Meinung des Gegenübers ja schließlich nicht grundlos bleiben. Sie will in dem Moment einfach keine Ratschläge. Vielleicht möchte sie einfach nicht über das Thema reden, vielleicht hat sie dann das Gefühl, alles falsch zu machen oder vielleicht will sie einfach ihr eigenes Ding durchziehen und fühlt sich schlecht, wenn sie die Ratschläge des anderen nicht befolgt.

Sich ständig ungefragte und auch oft kritische Meinungen anhören zu müssen, führt außerdem dazu, dass man sich ab einem bestimmten Zeitpunkt einfach gar nicht mehr traut, irgendetwas auszuprobieren. Denn man weiß, dass man sich bei jedem kleinsten Fehler anhören muss, was man alles hätte besser machen können. Gelassen an eine neue Sache ranzugehen, wird so fast unmöglich.

Auch Du bist mit Sicherheit nicht frei von der Meinung anderer Menschen. Bestimmt hast Du in Deinem Leben schon Entscheidungen getroffen, die Du gar nicht treffen wolltest. Und das nur, um jemand anderen glücklich zu machen. Fällt dir eine solche Situation ein? Was wäre das Schlimmste gewesen, was hätte passieren können, wenn Du Deine eigene Entscheidung getroffen hättest?

Ich denke, in so einer Situation gibt es zwei Ausgänge: 1. Du machst Dir grundlos Sorgen, Dein Gegenüber reagiert total positiv auf Deine Entscheidung und unterstützt Dich. 2. Die Person kann das gar nicht nachvollziehen und wird vielleicht sogar wütend, weil Du nicht auf sie gehört hast. Und wenn jemand nicht akzeptieren kann, dass Dein Leben auf Deinen eigenen Entscheidungen basiert und nicht auf seinen, dann ist es diese Person meiner Meinung nach auch nicht wert.

Du lebst Dein Leben und nur Du weißt, was für Dich das Beste ist. Wenn jemand nicht damit klarkommt, dann ist das nicht Dein Problem. Gelassenheit ist für ein selbstbestimmtes Leben, frei von der Meinung anderer, mal wieder das A und O.

Druck von außen, Druck von innen

Es gibt den Druck, der von außen kommt und den Druck, den wir uns selber machen. Druck, der von außen kommt, entsteht zum Beispiel, weil es auf der Arbeit viel zu viele Aufgaben gibt, die in einem viel zu kurzen Zeitraum erledigt werden müssen. Eltern, die ständig fragen, wann sie denn endlich Enkelkinder bekommen, während Du noch nicht mal einen Partner oder eine Partnerin hast, können ebenfalls Druck von außen auf Dich ausüben. Genauso ist das auch bei Freunden, die schon zum dritten Mal fragen, wann ihr euch mal wiedersehen könnt, obwohl Du total verplant bist. Oder bei den Rechnungen, die jeden Monat darauf warten, bezahlt zu werden, auch wenn Du gerade knapp bei Kasse bist.

Der Druck, den Du Dir selber machst, der also von innen kommt, kann durch den Druck von außen ausgelöst werden. Er entsteht, indem Du Dich beispielsweise auf der Arbeit beeilst, um alle Aufgaben rechtzeitig zu erledigen, anstatt Deinen Chef um etwas mehr Zeit zu bitten. Oder wenn Du dem Druck, der von Deinen Eltern kommt, nachgibst, anstatt ihnen klar und deutlich zu vermitteln, wie Du Dich fühlst und ihnen zu erklären, dass Kinder bisher nicht geplant sind und dass sie das Nachfragen doch bitte unterlassen sollen.

Indem Du Dir Zeit für Deine Freunde nimmst oder Dich mit ihnen darüber austauschst, wie es Dir gerade geht, kannst Du auch an dieser Stelle den inneren Druck beseitigen. Und damit kein innerer Druck durch Rechnungen entsteht, kannst Du einen Finanzplan erstellen und jeden Monat ausreichend Geld zur Seite legen.

Es gibt aber auch inneren Druck, der unabhängig vom Druck von außen entsteht. Zum Beispiel, wenn Du Dich selbst unter Druck setzt, in einer bestimmten Zeit erfolgreich zu werden, viele Dinge auf einmal zu erledigen, ständig produktiv zu sein und so weiter.

Fällt Dir ein Beispiel aus Deinem Leben für inneren Druck und eins für äußeren ein? Wie hast Du Dich in diesen Situationen gefühlt und hätte Dir mehr Gelassenheit helfen können, Dich von diesem Druck zu befreien?

Jede Form von Druck ist ungesund. Deswegen ist die Gelassenheit ja auch so wichtig. Sie hilft Dir, Dich zu ändern und Dich von äußeren sowie von inneren Erwartungen frei zu machen und loszulassen.

„Wenn du willst, kannst du alle besiegen: den Druck, die Erwartungen, die Schwerkraft."

(Mesut Özil) [10]

Natürlich gibt es auch hier wieder verschiedene Methoden, die Dir dabei helfen können, Druck abzulassen und gelassener zu werden. Eine dieser Methoden ist zum Beispiel Sport. Ganz egal, ob es sich dabei um intensiven Sport wie Boxen oder ruhigen Sport wie Yoga handelt. Doch auf dieses Thema werde ich in den beiden Kapiteln *„Yoga und das Dehnen des Körpers"* und *„Intensiver Sport"* nochmal genauer eingehen.

Der Weg zu mehr Gelassenheit

Sobald Du weißt, welche Ursachen es für Ungelassenheit gibt, wie diese entstehen können und welche Folgen sie mit sich bringen, kannst Du Dich im nächsten Schritt der Frage widmen, was Du gegen diese Ursachen unternehmen kannst, um gelassener zu werden.

So wie es nicht die eine Ursache für Ungelassenheit gibt, gibt es natürlich auch nicht den einen Weg zu mehr Gelassenheit. Es gibt also viele verschiedene Wege, um mehr Ruhe und Entspannung in das eigene Leben zu bringen. Je nach Ursache für Deine Ungelassenheit, werden Dich bestimmte Wege weiter bringen als andere.

Wichtig ist vor allem, dass Du stets offen für alles bleibst und jeden Weg einmal gehst. Denn nur, wenn Du das tust, wirst Du herausfinden, ob er Dich zu Deinem Ziel führt, gelassener zu werden, oder nicht.

Im Idealfall solltest Du Dich natürlich nicht nur für einen Weg entscheiden, sondern für mehrere. Denn je mehr Bereiche Du in Deinem Leben veränderst, desto mehr Bereiche wird es auch geben, die Du voller Gelassenheit meistern kannst. Jede Situation erfordert andere Maßnahmen.

Während Dir bei einem heftigen Streit die Resilienz und die innere Ausgeglichenheit dabei helfen können, gelassen zu bleiben, kann Deine

Gelassenheit an einem Tag, an dem alles schief läuft, durch eine positive Einstellung und mehr Achtsamkeit im Alltag erhalten bleiben.

Wenn Du Dich auf die verschiedenen Wege zu mehr Gelassenheit einlässt und sie immer wieder in Deinen Alltag integrierst, wirst Du mit der Zeit ein Gefühl dafür bekommen, welche Wege Du wann beschreiten solltest und welche Dich Deinem Ziel, gelassener zu werden, näherbringen.

Positive Einstellung

Wer gelassener werden will, muss lernen, seine Einstellung zum Leben zu verändern, und zwar zum Positiven. Denn wer optimistisch ist und stets positiv bleibt, der kann entspannter durchs Leben gehen und macht sich weniger Sorgen. Doch wie schafft man es, eine positive Einstellung einzunehmen? Die folgenden drei Punkte sind dabei sehr entscheidend. Versuche also, diese Punkte zu trainieren und sie in Deinen Alltag zu integrieren. Mit der Zeit wirst Du merken, wie sich deine Einstellung zum Leben, zum Positiven verändern wird.

1. Das Gute in den Dingen sehen: Die Dinge sind immer nur so gut oder so schlecht, wie wir sie bewerten. Dabei neigen wir leider oft zu einer eher negativen Bewertung. Auch das ist, genauso wie die Angst, eigentlich nur ein Schutzmechanismus. Denn wenn wir erst mal automatisch nach den negativen Aspekten und einem möglichen Haken an der jeweiligen Sache Ausschau halten, können wir auf alles vorbereitet sein. Dazu zählen auch potenzielle Gefahren.

Doch auch, wenn das automatische Suchen nach den Nachteilen, seine guten Gründe hat, wirkt sich das meist negativ auf unser psychisches Wohlergehen aus. Kein Wunder, denn wie soll es einem auch gut gehen, wenn man sich nur auf das Negative im Leben konzentriert.

Tendierst auch Du dazu, eher das Negative in den Dingen zu sehen und nicht das Positive? Diese Einstellung kannst Du ändern, indem Du Deinen Fokus von nun an nur noch auf das Positive lenkst. Das bedeutet nicht, dass Du ab jetzt selbst die schlimmsten Dinge, die Dir passieren, als positiv abstempeln sollst. Natürlich darf es weiterhin gute und schlechte Tage und Situationen geben. Du kannst aber versuchen, in allem, was passiert, zumindest einen kleinen positiven Aspekt zu finden.

Wenn Du beispielsweise vorhattest, einen Ausflug an den See zu machen, es dann aber plötzlich anfängt, zu gewittern, dann ist das natürlich schade. Der positive Aspekt bei der Sache könnte jedoch sein, dass Du es Dir stattdessen auf dem Sofa gemütlich machen und endlich den Film schauen kannst, für den Du bisher keine Zeit gefunden hast.

Wenn Du lernst, in jeder Sache etwas Positives zu sehen, wird Dich das beruhigen und Dir dabei helfen, gelassener zu werden.

2. Dankbarkeit: Selbstverständlich ist es gar nicht so leicht, seine Lebenseinstellung zu ändern. Doch es gibt ein paar Tipps und Tricks, die Dir dabei helfen können, optimistischer zu werden. Einer davon ist die Dankbarkeit. Wer Dankbarkeit verspürt, der ist direkt besser drauf und entspannter.

Fange am besten mit einfachen Dankbarkeitsübungen an und steigere Dich nach und nach. Versuche erst mal für die Dinge dankbar zu sein, die Dir offensichtlich gefallen. Dazu zählt zum Beispiel das gute Wetter, der Kaffee am Morgen oder das leckere Abendessen.

Probiere anschließend aus, auch für Dinge dankbar zu sein, für die es Dir nicht so einfach fällt, Dankbarkeit zu empfinden. Wie zum Beispiel für schlechtes Wetter. Wenn es den ganzen Tag regnet, dann sei zum Beispiel dankbar dafür, dass der Regen alle Pflanzen mit ausreichend Feuchtigkeit versorgt oder dass es nach dem Regnen immer so erfrischend riecht.

Wenn Dein Kühlschrank fast leer ist, dann versuche dankbar dafür zu sein, dass Du nun die Möglichkeit hast, kreativ zu werden und durch die Resteverwertung ein tolles, neues Gericht zu zaubern. Es gibt immer etwas, wofür man dankbar sein kann, auch wenn man es auf den ersten Blick nicht sieht.

3. Dinge schätzen lernen: Dieser Punkt geht mit der Dankbarkeit Hand in Hand. Viele Dinge nehmen wir viel zu selbstverständlich und sollten daher lernen, sie mehr zu schätzen, um eine positivere Einstellung zum Leben einzunehmen. Wenn wir damit beginnen, unser Leben und seine Inhalte wertzuschätzen, hören wir gleichzeitig damit auf, uns ständig zu beschweren.

Die Dinge, über die wir uns vorher aufgeregt und uns dadurch unter Stress gesetzt haben, erscheinen uns auf einmal nicht so wichtig und wir werden gelassener.

Auch hier kannst Du damit beginnen, erst mal nur kleine, offensichtliche Dinge wertzuschätzen, wie zum Beispiel, dass ein Freund Dir bei etwas hilft. Aber auch die größeren Dinge solltest Du dabei nicht aus den Augen verlieren und beispielsweise wertschätzen, dass Du am Leben und gesund bist. Denn das ist nicht selbstverständlich.

Sobald Du merkst, wie viele Dinge Du in Deinem Leben eigentlich wertschätzen kannst und wofür Du alles dankbar sein kannst, wirst Du gelassener sein.

Deine Dankbarkeit und somit auch Deine positive Einstellung, kannst Du noch intensiver steigern, indem Du Dich schriftlich darin übst. Ein Dankbarkeitstagebuch ist daher eine tolle Möglichkeit, um alles, wofür Du in Deinem Leben dankbar bist, niederzuschreiben.

An Tagen, an denen es Dir nicht so gut geht, kannst Du das Tagebuch lesen und feststellen, wie viele positive Dinge es in Deinem Leben gibt.

Es ist eine Sache von fünf Minuten, zum Beispiel jeden Abend drei Dinge aufzuschreiben, für die Du Dankbarkeit empfindest und die an dem jeweiligen Tag positiv waren. Neben dieser kurzen Dankbarkeitsübung, kann ein Tagebuch Deine Positivität und Deine Gelassenheit auch anderweitig fördern. Wie genau, erfährst Du noch in dem Kapitel *„Das Führen eines Tagebuchs“*.

Resilienter werden

Resilient sein: was bedeutet das überhaupt? Resilienz ist die psychische Widerstandskraft. Resiliente Menschen lassen sich von nichts und niemandem unterkriegen. Sie sind in der Lage, die verschiedensten Krisen zu bewältigen, ohne sich dabei ihre Kraft und ihre Lebensfreude nehmen zu lassen. Sie sind einfach psychisch stabiler und stärker, als nicht resiliente Menschen.

Das bedeutet nicht, dass diese Menschen gefühllos sind, nichts an sich ranlassen und nicht genauso wie andere Menschen auch, unter etwas leiden können. Auch resiliente Menschen gehen durch schlimme und anstrengende Phasen in ihrem Leben. Nur können sie besser mit solchen Phasen umgehen und sie überstehen, als das bei Menschen mit wenig Resilienz der Fall ist. Sie meistern solche Phasen und gehen nicht an ihnen kaputt. Ganz im Gegenteil: Aus schwierigen Phasen und Situationen, ziehen resiliente Menschen sogar neue Kraft und sehen sie als Chance, um zu wachsen. Sobald sie eine solche Phase überstanden haben, sind sie psychisch noch widerstandsfähiger und wissen, dass sie alles schaffen können.

Doch wieso ist Resilienz so wichtig? Sie ist eine unglaubliche Bereicherung für die psychische Gesundheit und ein glückliches Leben. Denn egal, was auch passiert: Wer resilient ist, weiß damit umzugehen. Natürlich sind auch resiliente Menschen nicht durchgehend glücklich. Sie führen jedoch insgesamt ein glückliches und erfülltes Leben, weil ihre psychische Widerstandsfähigkeit sie immer unterstützt. Dadurch, dass diese Menschen wissen, dass sie jede Krise bewältigen werden, gehen sie auch mit mehr Gelassenheit durchs Leben. Sie haben keine Angst davor, dass irgendein Ereignis ihr Leben komplett auf den Kopf stellen könnte. Die Resilienz hilft dabei, lösungsorientierte und verantwortungsvolle Entscheidungen zu treffen, sich nicht von seinen Emotionen kontrollieren zu lassen, Dinge, die nicht veränderbar sind, zu akzeptieren und optimistisch zu bleiben. Resiliente Menschen wissen, dass nach jedem Tief ein Hoch kommt und es nie zu spät ist, von vorne anzufangen.

Oder um es mit Buddhas Worten zu sagen:

„Ganz gleich, wie beschwerlich das Gestern war, stets kannst du im Heute von neuem beginnen.“[11]

Und so eine Einstellung ist eine wichtige Voraussetzung für ein glückliches und gelassenes Leben.

Ausgeglichener sein

Wer in jeder Situation seine Ruhe bewahren kann und selbst dann gelassen bleibt, wenn er provoziert wird, der ist ziemlich ausgeglichen. Die Steuerung der eignen Emotionen spielt bei der Gelassenheit ebenfalls eine wichtige Rolle. Selbstverständlich haben auch ausgeglichene Menschen Gefühle. Jedoch lassen sie sich nicht von ihnen kontrollieren, sondern übernehmen selber die Kontrolle. Sie wissen, wie sie am besten mit ihnen umgehen können und vermeiden so zum Beispiel überraschende Stimmungsschwankungen oder emotionale Ausbrüche, die alles andere als ausgeglichen sind.

Ausgeglichene Menschen haben keine Angst vor Problemen und lösen diese ganz entspannt. Sie sind innerlich ruhig und suchen stets nach Harmonie. Dinge, die andere Menschen aus der Fassung bringen, können jemandem, der ausgeglichen ist, nichts anhaben, da seine Toleranzgrenze einfach viel höher ist.

Wer nicht ausgeglichen ist, bei dem fehlt oft nur noch der letzte Tropfen, der das Fass zum Überlaufen bringt. Ausgeglichene Menschen lassen dieses Fass jedoch gar nicht erst so voll werden. Gefüllt wird das metaphorische Fass bei den meisten Menschen mit Druck, Stress, Überarbeitung, viel zu vielen Aufgaben und kaum Pausen und Zeit für sich.

Ausgeglichene Menschen nehmen sich hingegen ausreichend Zeit, um sich um sich selbst zu kümmern. Sie vernachlässigen sich nicht, ernähren sich gesund und treiben viel Sport. Außerdem pflegen sie soziale Kontakte, gehen ihren Hobbys nach, haben feste Alltagsroutinen, helfen anderen und nehmen sich genügend Pausen.

„Bei harmonischen Menschen überwiegt die Ausgeglichenheit"

(Ernst Ferstl, österreichischer Lehrer und Schriftsteller)[12]

Und so sind auch gelassene Menschen stets darauf aus, in Harmonie mit sich und anderen Menschen zu leben. Ihre Ausgeglichenheit sorgt für mehr Gelassenheit im Leben und somit auch für weniger Stress und Druck. Sie ist also gesund für Körper und Geist.

Achtsamkeit erlernen

Das Wort *„Achtsamkeit“* hört man in den letzten Jahren im Gesundheitsbereich immer öfter. Doch was genau bedeutet es eigentlich, achtsam zu sein? Wer achtsam ist, der lebt im Hier und Jetzt. Wir alle sind gedanklich viel zu oft in der Vergangenheit oder in der Zukunft. Wir können das bereits Geschehene nicht loslassen und sorgen uns um Szenarien, die überhaupt noch nicht eingetreten sind und vielleicht sogar niemals eintreten werden.

Und so verpassen wir unser Leben, weil wir so in Gedanken verloren sind, dass wir die Situation, in der wir uns gerade befinden, gar nicht richtig mitbekommen. Physisch sind wir anwesend, psychisch nicht. Das ständige Gedankenkarussell nimmt uns außerdem die Gelassenheit, da wir uns durch die ständige Sorge über Dinge, die schon lange oder noch gar nicht passiert sind, in Stress versetzen.

Wer achtsam ist, der nimmt den Moment viel intensiver wahr, und zwar nicht nur physisch, sondern auch psychisch. Dabei passiert das Wahrnehmen ganz ohne Bewertung. Meist bewerten wir nämlich das, was wir sehen oder erleben sofort und rutschen so erneut in unsere Gedanken, statt es einfach nur auf uns wirken zu lassen.

Achtsamkeit bedeutet, die eigene Umgebung bewusst wahrzunehmen, und zwar mit allen Sinnen. Probiere das doch mal aus. Pausiere an dieser Stelle kurz und frage Dich folgendes: Was siehst, riechst, hörst, schmeckst und fühlst Du in dem Moment? Bewerte die Antworten nicht, sondern nimm einfach wahr und bringe Deine Gedanken zurück in die Gegenwart.

Je achtsamer Du Dein Leben lebst, desto sorgen- und stressfreier bist Du. Du konzentrierst Dich nur auf das, was im jeweiligen Moment die Wahrheit ist. So fallen viele Probleme aus Deiner Vergangenheit und Zukunft automatisch weg und Du wirst gelassener. Außerdem fängst du damit an, wirklich im Moment zu leben und Dein Leben zu genießen. Deine Gedanken fokussieren sich auf das Hier und Jetzt.

Die Achtsamkeit geht übrigens mit der Dankbarkeit Hand in Hand. Denn wenn Du durch die Achtsamkeit erst mal merkst, was Du bisher alles verpasst hast und wie viele Details in Deinem Leben Dir bisher noch gar nicht aufgefallen sind, dann wirst Du automatisch dankbarer. Alles, was Du achtsam erlebst, wird dadurch viel intensiver und besonderer. Es macht Dich glücklich, entspannt und dankbar.

Harmonie erlangen

Um in Deinem Leben harmonischer zu werden, solltest Du zunächst wissen, was Harmonie überhaupt ist. Denn wir alle kennen diesen Begriff, aber was bedeutet er überhaupt? Harmonie bedeutet Übereinstimmung. So bist Du mit Dir selbst zum Beispiel in Harmonie, wenn Deine Gefühle und Deine Gedanken im Einklang sind. Wenn sich also weder Deine Gefühle noch Deine Gedanken einander widersprechen, dann bist Du harmonisch.

Bei vorhandener Harmonie in einer Gruppe ist das ähnlich. Wenn alle Parteien miteinander im Einklang sind, es keine angespannte Stimmung oder einen respektlosen Umgang miteinander gibt und eine angenehme Gruppendynamik herrscht, dann ist diese Gruppe harmonisch.

Auch bei einer harmonischen Stimmung können natürlich Meinungsverschiedenheiten auftreten. Für das Aufrechterhalten der Harmonie sorgt vor allem der richtige Umgang damit. Wenn alle beteiligten stets darauf bedacht sind, dass es allen gut geht, dass jeder gehört und verstanden wird und dass keine Reibungen entstehen, dann kann trotz unterschiedlicher Ansichten, Harmonie herrschen.

In jeder Lebenssituation für Harmonie zu sorgen, bringt viele Vorteile mit sich. Sie ist wichtig für glückliche, zwischenmenschliche Beziehungen mit wenig Streit. Die Harmonie sorgt dafür, dass sich alle Beteiligten auf einer Wellenlänge befinden und es keine Anspannung, sondern Entspannung und Gelassenheit gibt. Und da Dein Ziel ja lautet, mehr Gelassenheit in Dein Leben zu bringen, ist das Erlangen von Harmonie sehr wichtig.

Nicht nur Beziehungen zu anderen Menschen können durch die Harmonie verbessert werden. Auch die Beziehung zu Dir selbst profitiert davon. Je harmonischer Du bist, desto weniger innere Konflikte finden statt und desto mehr im Einklang bist Du mit Dir selbst.

Entspannt durch Stoizismus

Der Stoizismus ist eine Philosophie aus der Antike und gilt als Lebenseinstellung der Stoiker. Das wichtigste Merkmal des Stoizismus ist die Gelassenheit. Wer stoisch ist, der bewahrt in jeder Situation die Ruhe. Selbst in Situationen, die jeden anderen Menschen aus der Fassung bringen würden.

„Der Weg zum Glück besteht darin, sich um nichts zu sorgen, was sich unserem Einfluss entzieht."

(Epiktet, antiker Philosoph)[13]

Dieses Zitat beschreibt stoische Menschen sehr gut. Denn sie sind Meister darin, Dinge zu akzeptieren, die sie nicht ändern können. Sie wissen, dass es nichts bringt, seine Energie für etwas zu verschwenden, dass schon längst geschehen ist und auch so bleiben wird. Deswegen klammern sie sich an nichts fest und sind Profis darin, loszulassen. Und zwar nicht nur von ihrer Vergangenheit, sondern auch von jeglichen äußeren Einflüssen.

Stoiker wissen, dass das wahre Glück von innen kommt und nicht von außen. Deswegen machen sie sich nicht von äußeren Ereignissen abhängig. Zu den äußeren Einflüssen zählen übrigens nicht nur Ereignisse, sondern auch Menschen. Wer stoisch ist, der lässt sich also auch nicht von anderen Menschen aus der Bahn werfen und reagiert stets ruhig, egal wie aufgebracht sein Gegenüber ist und welche Vorwürfe sich der Stoiker auch anhören muss. Die Anerkennung anderer Menschen ist dem Stoiker nicht wichtig, da sein Glück ja von innen kommt. Deswegen macht er sich auch keine Gedanken darüber, was jemand über ihn denken könnte.

Sich von allen äußeren Einflüssen zu befreien und somit unabhängig zu werden, macht glücklich und entspannt. Der Stoizismus ist quasi der Inbegriff der Gelassenheit. Wer also gelassener werden möchte, der sollte sich mit diesem Thema auf jeden Fall intensiver auseinandersetzen.

Akzeptanz fördern

Wie oft ärgerst Du Dich über verschiedene Dinge und Situationen, die Du nicht ändern kannst, anstatt sie so zu akzeptieren, wie sie sind? Dabei ist Akzeptanz ein wichtiger Faktor, wenn es darum geht, gelassener zu werden.

Zu akzeptieren bedeutet nicht, einfach alles so hinzunehmen, wie es kommt. Daher ist es wichtig, zu lernen, zu unterscheiden, welche Dinge veränderbar sind und welche nicht. Denn natürlich gibt es genug Situationen, die sich verändern lassen. Wenn Dich also irgendetwas in Deinem Leben stört, stresst oder unglücklich macht, dann solltest Du diese Sache verändern, sofern sie sich verändern lässt. Wenn Du Dich zum Beispiel schlapp und unwohl in Deinem Körper fühlst, dann ist das nichts, was Du einfach so akzeptieren solltest. Stattdessen solltest Du versuchen, etwas an der Situation zu verändern, indem Du Dich von nun an gesünder ernährst und mehr Sport treibst.

Wenn sich etwas ändern lässt, solltest Du Dich nicht aus Bequemlichkeitsgründen gegen eine Veränderung entscheiden oder etwas aufgeben. Doch oft sind die Dinge nun mal eben wie sie sind und Du solltest lernen, diese Tatsache zu akzeptieren.

Stell Dir vor, Du gehst spazieren und stößt auf einen riesigen Berg, der Dir den Weg zu Deinem Ziel versperrt. Du hast nun zwei Optionen: Entweder kannst Du versuchen, gegen den Berg anzukämpfen und ihn zu verschieben oder Du akzeptierst, dass Dir Dein Weg versperrt ist und suchst Dir einfach einen anderen Weg. Wenn Du Dich für die erste Option entscheidest, wirst

Du schon nach kurzer Zeit total erschöpft, verschwitzt und energielos sein, während der Berg sich keinen Zentimeter bewegt hat. Entscheidest Du Dich hingegen für die zweite Möglichkeit, wirst Du Dir Deine Energie dafür sparen, einen neuen Weg zu finden, der vielleicht sogar schöner ist, als der erste Weg. Welche der beiden Möglichkeiten würdest Du wählen? Ich gehe stark davon aus, dass Du Dich für letztere Option entscheiden würdest.

Übertrage dieses Beispiel nun auf Deinen Alltag. Gegen welchen Berg kämpfst Du gerade an und wäre es nicht sinnvoller, ihn einfach in Ruhe zulassen, wenn er sich sowieso nicht verschieben lässt? Gegen Dinge anzukämpfen, die man sowieso nicht verändern kann, kostet einen unheimlich viel Energie. Und wer ständig seiner Energie beraubt wird, der ist erschöpft und stresst sich selbst, weil er das Unmögliche doch noch irgendwie möglich machen möchte. Die Person schafft es nicht, abzuschalten und gelassen zu sein. Akzeptanz hingegen, bringt diese Gelassenheit wieder zurück. Denn statt Dir diesen unnötigen und ungesunden Stress anzutun, solltest Du Deine Energie sparen und sie für sinnvolle Dinge nutzen, die sich tatsächlich verändern lassen.

Etwas zu akzeptieren bedeutet weder, etwas aufzugeben, noch die jeweilige Sache gut zu finden. Akzeptieren heißt loslassen und sich für Neues öffnen. Wenn Du Dich nach einer langen Krisenphase dafür entscheidest, Dich von Deinem Partner/Deiner Partnerin zu trennen, dann gibst Du nicht die Beziehung auf, sondern akzeptierst, dass die Beziehung nicht mehr gerettet werden kann und eine Trennung für beide Parteien die beste Lösung darstellt. Durch das Akzeptieren findest Du die Trennung nicht automatisch gut und freust Dich darüber, sondern lässt los und öffnest Dein Herz dafür, die Trennung zu verarbeiten und nach vorne zu blicken.

Doch wie findet man am besten heraus, ab wann es sich mehr lohnt, etwas so anzunehmen, wie es ist, anstatt weiterzukämpfen? Immer wenn Du Dir unsicher bist, kannst Du Dir die folgenden, abschließenden drei Fragen stellen, um herauszufinden, für welchen Weg Du Dich entscheiden solltest.

1. Wie viel hast Du bisher versucht und hattest Du das Gefühl, dass all die Kämpfe und Versuche es wert waren oder Dir nur unnötig viel Energie geraubt haben?

2. Wie lange kämpfst Du schon und merkst Du einen sichtbaren Unterschied, der für die Zeit, die Du in diese bestimmte Sache reingesteckt hast, angemessen ist?

3. Wie realistisch ist es, dass Du Dein Ziel erreichst (hat jemand in einer ähnlichen Situation das Ziel schon mal erreicht oder hast du ein ähnliches Ziel in der Vergangenheit bereits erreicht)?

Gelassenheit lernen

Werde selbst die Ruhe in Person

Da Du nun die Gründe für die Ungelassenheit und den Weg zu mehr Gelassenheit kennst, bist Du bestens darauf vorbereitet, um selbst damit zu beginnen, die Gelassenheit zu erlernen. Deswegen kannst Du nun endlich mit der Praxis anfangen und Dich darin üben, die Ruhe in Person zu werden.

Wie bereits erwähnt, gibt es natürlich nicht den einen Weg, der zu mehr Gelassenheit führt. Jeder Mensch ist anders und bei jedem funktioniert eine bestimmte Methode besser als eine andere. Deswegen gibt es viele verschiedene Möglichkeiten, um mehr Gelassenheit in den Alltag zu bringen.

Beim Erlernen der Gelassenheit geht es vor allem darum, sich auszuprobieren und nach und nach die richtigen Methoden für sich zu finden. Beim Ausprobieren sind zwei Dinge besonders wichtig: Ruhe und Zeit. Du wirst merken, dass nicht jede Methode sofort bei Dir funktionieren wird. Das bedeutet jedoch nicht, dass sie sich generell nicht für Dich eignet. Oft braucht es einfach etwas Übung, bis etwas funktioniert.

Lass Dich also nicht aus der Ruhe bringen und nimm Dir alle Zeit der Welt, um die verschiedenen Methoden für mehr Gelassenheit zu testen. Denn wenn Du Dich hetzt, wirst Du erstens nie herausfinden, ob die jeweilige Übung nicht vielleicht doch noch funktioniert hätte. Zweitens ist das

Hetzten beim Erlernen der Gelassenheit logischerweise kontraproduktiv. Schließlich willst Du ja entspannter werden und von all dem Stress wegkommen, statt diesen zu verstärken.

Mit der Zeit wirst Du nicht nur merken, dass manche Methoden besser zu Dir passen als andere. Du wirst außerdem feststellen, dass einige Methoden nur in bestimmten Situationen funktionieren, während andere Dir immer helfen.

Wenn ich nach einem anstrengenden Tag zum Beispiel Sport mache, dann kann mir das dabei helfen, gelassen zu werden. Mache ich hingegen Sport vor einem wichtigen Termin, dann dreht mich das eher auf, statt mich zu entspannen. Atemübungen hingegen helfen mir in jeder Situation.

Nimm Dir also für jede einzelne der folgenden zehn Methoden ausreichend Zeit, stresse Dich nicht und versuche, entspannt an die ganze Sache ranzugehen. Das ist natürlich eine Herausforderung, aber gleichzeitig auch eine zusätzliche Übung für mehr Gelassenheit.

Nach einer gewissen Zeit wirst Du merken, wie sich Deine Gelassenheit nach und nach steigern wird. Habe nur Geduld.

Die Meditation

Worum geht es bei der Meditation?

Die Meditation ist eine Praxis, die den Körper und den Geist beruhigen soll. Da jeder Mensch unterschiedlich meditiert, ist es gar nicht so einfach, eine einheitliche Definition für die Meditation zu finden. Jeder nimmt das Meditieren anders wahr und somit hat die Meditation auch auf jeden eine andere Wirkung.

Dadurch, dass es so viele unterschiedliche Arten gibt, zu meditieren, gibt es auch nicht den einen Typ Mensch, für den sich die Meditation eignet. Auch Du kannst die Meditation an Deine individuellen Wünsche und Vorlieben anpassen und sie so gestalten, wie Du das möchtest. Meditation bedeutet eben nicht, einfach nur stundenlang mit geschlossenen Augen im Schneidersitz rumzusitzen und sich zu langweilen.

Grundsätzlich solltest Du natürlich trotzdem offen dafür sein, eine Weile lang nichts zu tun. Denn auch wenn das im ersten Moment sehr einfach erscheint, ist es das oft gar nicht. Einfach nur still zu sitzen kann eine richtige Herausforderung sein. Doch vielleicht ist gerade dann die Meditation eine tolle Übung für Dich, wenn Du ein Mensch bist, dem das schwerfällt.

Letztendlich ist alles ja nur eine Gewöhnungssache. Wenn Du nicht gut stillsitzen kannst, dann kannst Du ja anfangs nur zwei Minuten meditieren. Die zwei Minuten steigerst du irgendwann auf fünf Minuten, dann auf zehn und so weiter. Je öfter Du meditierst, desto leichter wird es Dir fallen, diese Ruhepause voll und ganz zu genießen. Denn wie bereits erwähnt, fällt es den meisten Menschen unfassbar schwer, sich wirklich darauf einzulassen, körperlich und geistig eine Pause zu machen. Durch das Meditieren übst Du genau das. Du entspannst Dich, lässt all Deine Sorgen komplett los, machst Dich frei und wirst dadurch gelassen.

Welche positive Wirkung hat die Meditation?

Das Meditieren gibt Dir die Möglichkeit, Deinen Körper bewusst zu entspannen. Denn beim Meditieren sitzt oder liegst Du in den meisten Fällen und versuchst gezielt, Anspannungen loszulassen. Oft merkt man nämlich gar nicht, dass man angespannt ist, bis man sich auf den eigenen Körper konzentriert und diese Anspannungen löst.

Du lenkst Deinen Fokus beim Meditieren also von außen nach innen. Dabei konzentrierst Du Dich jedoch nicht nur auf Deinen Körper, sondern auch auf Deinen Geist und Deine Gedanken. Die Meditation hilft Dir dabei, all Deine Gedanken zu ordnen und sie anschließend loszulassen. Bei der Meditation geht es nämlich nicht darum, sich in die Gedanken reinzusteigern, sondern sie von außen zu betrachten. Das hilft einem dabei, Ordnung und somit auch einen klaren Kopf zu schaffen.

Das hat natürlich nicht nur eine kurzfristige positive Wirkung nach einem stressigen Arbeitstag oder vor einer wichtigen Prüfung. Wenn Du regelmäßig meditierst, wirst Du merken, wie das Deinen Alltag auch langfristig beeinflussen wird.

Wenn Du Deine Wohnung regelmäßig aufräumst, dann sorgst Du dadurch für eine ordentliche Umgebung und langfristig auch für weniger Chaos. Genauso ist das auch mit der Meditation. Denn durch sie räumst Du quasi regelmäßig Deinen Kopf auf. Gleichzeitig entspannst Du dabei außerdem Deinen Körper. Beides in Kombination führt also langfristig auch zu mehr Gelassenheit. Denn wer einen klaren und kühlen Kopf bewahrt, stressige Gedankenkarusselle meidet und seinen Körper entspannen kann, der ist automatisch auch gelassener.

So kannst Du meditieren

Zum Meditieren kannst Du Dich hinsetzen, hinlegen, hinstellen oder sogar eine Gehmeditation bei einem Spaziergang machen. Ich meditiere am liebsten folgendermaßen:

Begib Dich in einen stillen Raum, in dem Du für die Zeit Deiner Meditation ungestört sein kannst. Setzt Dich im Schneidersitz gemütlich auf den Boden und leg Deine Hände auf die Knie. Lass Deine Augen zunächst geöffnet.

Atme nun einmal tief durch die Nase ein und durch den Mund aus. Konzentriere Dich auf Deine Umgebung und schärfe Deine Sinne. Wie sieht der Raum, in dem Du Dich befindest, aus? Was hörst und was riechst Du? Schmeckst Du etwas Bestimmtes? Wie ist die Raumtemperatur und wie fühlt sich der Boden an?

Sobald Du im Moment angekommen bist, schließe Deine Augen. Atme erneut einmal tief ein und aus und höre nun in Dich hinein. Wie geht es Dir?

Wie fühlt sich Dein Körper an? Spannst Du bestimmte Stellen Deines Körpers an? Wenn ja, dann versuche, diese Anspannungen zu lösen und Deinen Körper komplett locker zu lassen.

Sobald Du in Deinem Körper angekommen bist, konzentriere Dich auf Deinen Atem. Atme dabei ganz normal in Deinem natürlichen Tempo weiter. Versuche, an nichts zu denken und Dich voll und ganz Deiner Atmung zu widmen. Sollten doch hin und wieder Gedanken aufkommen, verurteile Dich nicht dafür. Fühle Dich nicht in die Gedanken hinein, sondern betrachte sie von außen und lass sie kommen und gehen.

Stelle Dir dafür am besten einen Himmel vor, an dem hin und wieder ein paar vorbeiziehende Wolken zu sehen sind. Die Wolken sind Deine Gedanken. Versuche nicht, die Wolken einzufangen oder ihnen hinterherzurennen. Schaue stattdessen von der Erde aus in Ruhe zu, wie die Wolken an Dir vorbeiziehen. Sobald Du merkst, dass die Gedankenwolken sich häufen und zu einem Gedankensturm werden, kannst Du versuchen, den Sturm wieder aufzulösen und erneut den vorbeiziehenden Wolken zuzuschauen.

Meditiere und beobachte Deine Gedanken so lange weiter, wie es sich für Dich gut anfühlt. Nimm zum Abschluss erneut ein paar tiefe Atemzüge, lenke Deinen Fokus auf Deinen gesamten Körper und öffne langsam Deine Augen. Nimm wieder Deine Umgebung mit allen Sinnen wahr und bleibe so lange sitzen, wie Du möchtest.

Solltest Du merken, dass diese Art von Meditation nichts für Dich ist, weil Du die Stille nicht so gut ertragen kannst, kannst Du natürlich auch im Internet nach einer geführten Meditation suchen. Hier gibt es eine riesige

Auswahl an tollen Meditationen für verschiedene Zwecke. Ich bin mir sicher, dass auch für Dich etwas dabei sein wird. Inzwischen gibt es sogar diverse Meditations-Apps, die Dich beim Meditieren begleiten.

Sobald Du einige Meditationsweisen gefunden hast, die Dir gefallen, kannst Du damit beginnen, das Meditieren regelmäßig zu üben. Irgendwann wirst Du an den Punkt kommen, an dem die Art und Weise, wie Du meditierst, vielleicht sogar zu einfach für Dich sein wird. In so einem Fall gibt es natürlich zahlreiche Möglichkeiten, Dich zu steigern und neue Methoden auszuprobieren.

Du könntest Dir zum Beispiel ein bestimmtes zeitliches Ziel setzen. Statt einfach nur drauf loszumeditieren und irgendwann aufzuhören, könntest Du versuchen, eine intensive, zweistündige Meditation zu machen. Dein Ziel kann sich natürlich nicht nur auf die Dauer der Meditation beziehen, sondern auch auf den Inhalt.

Eine Zielmöglichkeit wäre beispielsweise auch, während des Meditierens Deine Achtsamkeit zu trainieren. Statt Deinen Fokus, wie in der Meditationsanleitung beschrieben, nur anfangs auf Deinen Körper zu lenken, könntest Du das während der kompletten Meditation tun. Konzentriere Dich nacheinander, von Kopf bis Fuß, auf jede einzelne Stelle Deines Körpers. Achte darauf, wie sich Dein Körper anfühlt und versuche, jede noch so kleine Anspannung zu lösen.

Oder lenke Deinen Fokus während der Meditation nacheinander auf alles, was Du riechst, schmeckst, hörst und spürst und schärfe dadurch Deine Sinne. Auch das ist eine tolle Möglichkeit für eine Achtsamkeitsmeditation.

Du kannst Deinen Fokus aber natürlich auch auf eine einzige Sache lenken, statt auf Deinen kompletten Körper oder alle Deine Sinne. So stärkst Du nämlich Deine Konzentrationsfähigkeit, während Du Dich gleichzeitig entspannst. Dein Fokus könnte auf einer bestimmten Körperstelle oder einem bestimmten Sinn liegen. Wenn Du vor der Meditation merkst, dass Du Schmerzen im rechten Oberarm verspürst, könntest Du Dich ausschließlich auf diese Stelle fokussieren und sie so gut es geht entspannen.

Aber auch auf einen bestimmten Gedanken könntest Du Deinen Fokus legen und Dir ein Motto für die jeweilige Meditation überlegen. Das Motto könnte lauten: *„Ich will die Meditation mit guter Laune verlassen."* Gedanken sind mächtig. Du wirst erstaunt sein, wie sich Dein Gedanke für die Meditation verwirklichen wird.

Die Intention, durch das Meditieren das eigene Wohlwollen und die Liebe zu fördern, ist ebenfalls sehr schön. Versuche dafür erst mal intensive Liebe für Dich zu spüren, dann für einen wichtigen Menschen in Deinem Leben, für einen Menschen, der Dir ziemlich gleichgültig ist, für jemanden, den Du nicht magst und zum Schluss für alle auf einmal und für das ganze Universum. Diese Art der Meditation nennt sich *„Metta Meditation"* und sollte meiner Meinung nach von viel mehr Menschen praktiziert werden, um für mehr Liebe und Frieden auf der Welt zu sorgen.

Als fortgeschrittene, meditierende Person, kannst Du natürlich auch verschiedene Praktiken für mehr Gelassenheit miteinander kombinieren. Wie wäre es zum Beispiel, wenn Du Deine Meditation mit dem Yoga verbindest oder mit bestimmten Atemtechniken. Probiere es doch mal mit der folgenden Atemmediation aus: Atme, während Du meditierst, tief ein und spanne dabei alle Muskeln Deines Körpers an. Halte kurz die Luft an und lasse anschließend los. Entspanne die Muskeln komplett und atme aus. Gerne auch mit einem erleichterten Seufzer. Mache das so lange, wie es sich für Dich gut anfühlt.

Wenn Du Deine Muskeln anspannst, werden Deine Gefäße mit Blut vollgepumpt. Bei der Entspannung der Muskeln, weiten sich die Gefäße und die Durchblutung wird somit verbessert. Das fühlt sich sehr entspannend an und ist natürlich auch gesund.[c]

Kleiner Tipp, um die Meditation besser in Deinen Alltag zu integrieren

Du kannst die Meditation ganz einfach in Deinen Alltag integrieren, indem Du sie morgens nach dem Aufstehen und/oder abends vor dem Schlafengehen machst. Mir hat es anfangs geholfen, morgens zu meditieren. Dadurch, dass ich sowieso noch müde war, fiel es mir leichter, still sitzen zu bleiben und zu entspannen. Abends hilft das Meditieren super beim Einschlafen. Doch auch vor stressigen Situationen kannst Du natürlich meditieren, um diese gelassen meistern zu können.

Da wir in unserem Alltag umgeben sind von Lärm und es nur selten Momente gibt, in denen es wirklich komplett still ist, könnte es Dir anfangs schwerfallen, die Stille beim Meditieren auszuhalten. Mein Tipp an dieser Stelle wäre, anfangs im Hintergrund, leise, entspannende Musik laufen zu lassen, um besser in die Meditation reinzukommen. Nach und nach kannst

Du die Lautstärke immer weiter minimieren, bis Du es schließlich schaffst, auch ohne Musik zu meditieren.

Fazit zur Meditation

Die Meditation ist eine effektive Methode, um Deinen Körper bewusst zu entspannen, Deinen Geist zu beruhigen und Deinen Gedankensturm in langsame, vorbeiziehende Gedankenwolken zu verwandeln. Sie kann in den verschiedensten Ausführungen praktiziert, kombiniert und gesteigert werden.

Sie hat nicht nur einen kurzfristigen positiven Effekt und entspannt Dich in stressigen Situationen, sondern wirkt sich auch langfristig, bei regelmäßigem Praktizieren, auf Deine Gelassenheit aus. Denn wie gesagt: Wer einen klaren Kopf und einen entspannten Körper hat, der ist automatisch auch gelassener.

Affirmationen und Glaubenssätze

Was sind Affirmationen und Glaubenssätze?

Eine Affirmation ist eine Aussage, die Du Dir selbst gegenüber immer wieder tätigst. Diese Aussage kann ein ganzer Satz, aber auch ein einzelnes Wort sein. Die einzige Regel besteht darin, dass die Affirmation immer ermutigend sein und eine positive Wirkung auf Dich haben soll.

Worte haben eine große Macht. Durch sie können entweder tief verankerte positive oder negative Glaubenssätze entstehen. Wer zum Beispiel seine gesamte Schulzeit lang gesagt bekommt, er sei schlecht in Mathe, obwohl das gar nicht stimmt, wird sich das sehr gut einprägen und selbst daran glauben. Jede Aufgabe, die diese Person aus Unsicherheit falsch lösen wird, wird diesen Gedanken immer mehr verstärken. Wer für seine guten Ergebnisse in Mathe hingegen stets gelobt wird, der wird verinnerlichen, dass er gut in Mathe ist und das als positiven Glaubenssatz abspeichern.

Solche Glaubenssätze entstehen also nicht von heute auf morgen. Sie durchlaufen sogar erst mal drei verschiedene Phasen, bis sie sich so richtig in unserem Gehirn verfestigt haben und zu einem ganzen Glaubenssystem geworden sind.

Die erste Phase ist die Prägungsphase. Diese Phase spielt sich zwischen der Geburt und dem siebten Lebensjahr ab. Sehr viele Glaubenssätze, die in dieser Phase entstehen, kommen von den Eltern des Kindes. Das Kind verinnerlicht die Weltanschauung der Eltern und übernimmt sie. Es kann noch nicht selbst differenzieren, was richtig und was falsch ist und vertraut daher der Meinung seiner Eltern blind.

Die zweite Phase - die Modellierungsphase - findet zwischen dem achten und dreizehnten Lebensjahr statt. In dieser Phase versucht das Kind, so zu sein wie seine Vorbilder. Auch hier stehen die Eltern mal wieder ganz oben auf der Rangliste. Die Werte und das Verhalten der Eltern, spiegeln sich in den Werten und dem Verhalten des Kindes wider.

In der dritten und letzten Phase - der Sozialisierungsphase - die ab dem dreizehnten Lebensjahr beginnt, fängt das Kind an, sich mental langsam von den Eltern zu lösen und seinen eigenen Weg zu gehen. Es lernt viele neue Menschen kennen. Die bereits bestehenden Glaubenssätze treffen auf neue, vielleicht ganz andere Glaubenssätze, die ebenfalls verfestigt werden. Aus den einzelnen Glaubenssätzen entsteht ein ganzes Glaubenssystem und die Werte, nach denen die jeweilige Person lebt, kristallisieren sich heraus.[D]

Diese drei Phasen zeigen sehr gut auf, dass bei dem Verfestigen von Glaubenssätzen, ein bestimmter Ablauf stattfindet. Dieser beginnt bereits im Kindesalter. Über die Jahre verankern sich die Glaubenssätze immer tiefer im Gehirn und können nicht so einfach eingetauscht werden.

Auch Dich betrifft diese Tatsache. Wenn Du Deine fest verankerten Glaubenssätze also verändern möchtest, dann solltest Du im Hinterkopf behalten, dass das eine Weile dauern wird. Hab also Geduld und bleib am Ball. Dein Durchhaltevermögen wird sich lohnen und Dir dabei helfen, Dich von Deinen alten, negativen Glaubenssätzen zu verabschieden und neue, positive in Dein Leben zu lassen.

Die positive Wirkung von aufbauenden Affirmationen

Leider sind die meisten unserer Glaubenssätze sehr negativ. Doch das Gehirn lässt sich gottseidank umprogrammieren, und zwar durch positive Affirmationen. Die Voraussetzung dafür ist jedoch, dass Du bereit dafür bist, Dich mit Deiner Vergangenheit auseinanderzusetzen, um Deine negativen Glaubenssätze herauszufinden. Es kann sehr zeitintensiv und auch unangenehm sein, diese Glaubenssätze herauszufinden und sich einzugestehen, dass man sie hat.

Der Aufwand lohnt sich jedoch und wirkt sich positiv auf Deine psychische Gesundheit aus. Denn wenn Du herausfindest, wie Deine negativen Glaubenssätze lauten und diese nach und nach durch positive eintauschst, kannst Du Dein Selbstbewusstsein und Dein Vertrauen in das Leben steigern. Du gehst voller Optimismus und Zuversicht durchs Leben und wirst resilienter. Und wer sich sicher fühlt und voller Vertrauen ist, der hat weniger Sorgen und Ängste und ist dadurch natürlich auch entspannter und gelassener.

Du kannst sogar durch ein kleines Selbstexperiment feststellen, welche Wirkung positive und negative Worte auf Dich haben können. Sag zu Dir selbst dafür eine Minute lang nur negative Dinge und sprich all Deine negativen Glaubenssätze aus. Sag zu Dir selbst anschließend eine Minute lang nur positive Dinge und überschütte Dich mit Komplimenten.

Wie hast Du Dich während dieser zwei Minuten gefühlt? Wahrscheinlich ging es Dir in der ersten Minute schlecht, Du warst gestresst und hast Dich wertlos gefühlt. In der zweiten Minute stieg Deine Laune hingegen wahrscheinlich an, Du wurdest selbstsicherer, voller Vertrauen in Dich selbst und entspannter.

„Wörter können verletzen, beleidigen, verlegen machen, erdrücken, erschlagen, die Luft nehmen, im Atem halten oder Freude, Hoffnung, Glück und Euphorie verbreiten.“

(Horst Bulla, Autor und Dichter)[14]

Deswegen ist es auch so unglaublich wichtig, wie wir mit uns selbst sprechen. Affirmationen können uns dabei helfen, sorgenfreier, selbstbewusster und dadurch auch gelassener zu werden.

So findest Du Deine persönlichen Affirmationen

Um Deine individuellen positiven Affirmationen zu erstellen, kannst Du Dir ein Blatt Papier und einen Stift nehmen und anfangen, zu überlegen. Welche negativen Glaubenssätze fallen Dir ein? Nach welchem Prinzip lebst Du? Worüber machst Du Dir am meisten Sorgen? Einige negative Glaubenssätze könnten zum Beispiel sein:

„Ich fühle mich nur wertvoll, wenn ich produktiv bin.“

„Menschen mögen mich nur, wenn ich ihren Wünschen und Bitten nachgehe.“

„Ich bin viel zu dick, um kurze Klamotten zu tragen.“

Sobald Du eine Liste mit Deinen negativen Glaubenssätzen erstellt hast, kannst Du damit beginnen, diese umzuformulieren und aus ihnen positive Affirmationen zu machen. In dem konkreten Beispiel von gerade eben, könnten Deine positiven Affirmationen wie folgt lauten:

„Ich bin wertvoll, unabhängig von meiner Produktivität."

„Menschen mögen mich, aufgrund meiner Persönlichkeit, ganz egal, ob ich ihre Wünsche erfülle."

„Mein Körper ist gut so wie er ist und ich kann anziehen, was ich will."

Achte darauf, die Affirmationen positiv zu formulieren und Wörter wie *„nein"*, *„nicht"*, *„nie"* und so weiter zu vermeiden. Sobald Du das Gefühl hast, erst mal genug Affirmationen gefunden zu haben, kannst Du mit dem Niederschreiben aufhören. Mit der Zeit wird Dir sicherlich noch die eine oder andere Affirmation einfallen.

Es gibt viele verschiedene Möglichkeiten, Deine Affirmationen in den Alltag einzubauen. Du könntest zum Beispiel voller Zuversicht und Gelassenheit in den Tag starten, indem Du Dir die Affirmationen jeden Morgen nach dem Aufstehen durchliest und Dich dadurch stärkst. Eine Collage aus den jeweiligen Affirmationen könntest Du ebenfalls erstellen und an die Wand hängen, sodass Du Dir die Aussagen immer wieder im Laufe des Tages durchliest.

Wenn Du eher ein auditiver Typ bist, kannst Du Deine Affirmationen auch mit dem Diktiergerät Deines Smartphones aufnehmen und Dir die Audiodatei immer wieder anhören. Auch das regelmäßige Aufschreiben der Affirmationen kann Dir dabei helfen, diese zu verfestigen.

Das sind alles tolle Möglichkeiten, um sich mit den Affirmationen vertraut zu machen und eine Regelmäßigkeit in die ganze Sache reinzubringen. Sobald Du Dich daran gewöhnt hast, Dir täglich Zeit zu nehmen, um Dich mit Deinen positiven Affirmationen zu beschäftigen, kannst Du das ganze Thema natürlich noch weiter vertiefen, indem Du konkreter wirst.

Überlege, welche Bereiche Deines Lebens besonders stark von negativen Glaubenssätzen betroffen sind und fokussiere Dich auf diese. Wenn Du beispielsweise negative Glaubenssätze zum Thema Finanzen hast wie: *„Geld allein macht nicht glücklich“* oder *„Ich werde niemals viel Geld haben können“*, solltest Du Dich darauf konzentrieren, Deine negativen Glaubenssätze zum Thema Geld durch positive Affirmationen zu ersetzen.

So wie Du das Meditieren mit dem Yoga kombinieren kannst, funktioniert das auch mit Affirmationen. Hierfür kannst Du Dir entweder die zahlreichen Yogavideos im Internet ansehen, die mit tollen Affirmationen hinterlegt sind oder Du lässt während des Yogas einfach Deine eigenen, aufgenommenen Affirmationen laufen.

Yoga kann Dir dabei helfen, die Affirmationen, die Du Dir währenddessen anhörst, noch intensiver zu verfestigen. Das liegt daran, dass wir dann am besten etwas Neues lernen und aufnehmen können, wenn wir entspannt sind und uns sicher und wohl fühlen. Und das ist beim Yoga definitiv der Fall. Dieser Meinung sind auch einige Hirnforscher.

Denn wenn Du Dich total unwohl fühlst und Dir trotzdem sagst: *„Ich fühle mich sicher und kann alles schaffen, was ich will“*, wird sich diese Affirmation nicht so gut verfestigen, weil Du das, was Du sagst, in Deinem Zustand nicht glauben kannst: Sagst Du dieselbe Affirmation jedoch, während Du Yoga praktizierst und Dich sicher und wohl in Deinem Körper fühlst, wirst Du die Affirmation tatsächlich glauben können, wodurch sie sich stärker in Deinem Gehirn festsetzen wird. Auf das Thema Yoga werde ich gleich noch intensiver eingehen.[E]

Wenn Du Deine Affirmationen mit der Meditation kombinierst, erzielst Du einen ähnlichen Effekt. Denn auch durch das Meditieren schaffst Du eine ruhige, angenehme und sichere Umgebung, was die Aufnahme der Affirmationen vom Gehirn verstärkt.

Ein Tipp, um das Verwandeln der negativen Glaubenssätze in positive Glaubenssätze zu unterstützen

Um Deine negativen Glaubenssätze in positive zu verwandeln, kannst Du noch mehr tun, als *„nur"* Affirmationen in Dein Leben zu integrieren. Denn beim Thema Glaubenssätze spielt nicht nur Deine Einstellung zum Leben eine wichtige Rolle, sondern auch Deine Umgebung. Nicht umsonst heißt es, dass wir der Durchschnitt der fünf Menschen sind, die uns am meisten umgeben. Wenn Du Deine Glaubenssätze zum Thema Geld verändern willst, dann wird Dir das leicht fallen, wenn die Menschen um Dich herum eine positive Einstellung gegenüber Geld haben. Wenn Du hingegen von Menschen umgeben bist, die der Meinung sind, Personen mit viel Geld seien geizig und abgehoben, dann wird es Dir sehr schwerfallen, eine andere Haltung einzunehmen.

Versuche also, Dich hauptsächlich mit positiven Menschen zu umgeben. Ich weiß, das ist gar nicht so einfach, aber bis zu einem gewissen Punkt kannst Du das dennoch beeinflussen.

Was Du ebenfalls beeinflussen kannst, ist Dein Konsumverhalten. Sortiere negative Medien aus Deinem Leben aus und konzentriere Dich nur auf die positiven. Lies Bücher, schau Filme und höre Podcasts von Menschen, die Dir ein gutes Gefühl geben. An dieser Stelle möchte ich Dir gerne den Podcast *„happy, holy & confident"* von Laura Malina Seiler empfehlen. Laura ist Coach und Schriftstellerin und füllt ihren Podcast mit inspirierenden Weisheiten zu den Themen Lebensglück, Persönlichkeitsentwicklung, Spiritualität und Achtsamkeit.

Allein das regelmäßige Hören solcher lebensbejahenden Podcasts oder das Lesen solcher Bücher, kann Deine Glaubenssätze und Deine Einstellung zum Leben, um Welten verändern.

Fazit zu den Affirmationen

Affirmationen helfen Dir dabei, Dich von negativen Glaubenssätzen zu lösen, sie stärken Dich psychisch und fördern Deine Entspannung.

Sie helfen Dir in akuten stressigen Situationen, diese selbstbewusst und gelassen zu meistern. Aber auch einen langfristigen Effekt haben sie auf Dich. Denn sie sorgen dafür, dass Du Deine negativen Glaubenssätze nach und nach durch positive ersetzt, was auf lange Sicht ebenfalls Dein Selbstbewusstsein und Deine Gelassenheit stärkt.

Das Verinnerlichen von positiven Glaubenssätzen kannst Du unterstützen, indem Du für ein positives Umfeld sorgst und negative Aspekte in Deinem Leben aussortierst.

Yoga und das Dehnen des Körpers

Worum geht es beim Yoga und der Dehnung genau?

Yoga oder auch *„Joga"* stammt ursprünglich aus Indien. Yoga lässt sich nicht mal eben mit wenigen Worten beschreiben. Das liegt vor allem daran, dass Yoga unfassbar vielseitig ist. Es ist mehr, als bloß eine bestimmte Sportart. Durch Yoga wird der Körper auf eine ruhige und angenehme Art und Weise ausgelastet, gedehnt und entspannt. Doch auch der Geist kommt durch Yoga zur Ruhe.

Beides in Kombination sorgt für eine tiefe Entspannung und Gelassenheit. Dabei spielen Dankbarkeit und Achtsamkeit ebenfalls eine große Rolle.

Yoga wirkt also ganzheitlich und ist gesund für Körper und Geist. Damit auch Du vom Yoga profitieren kannst, solltest Du natürlich offen dafür sein. Wenn Du bereits bei dem Wort *„Yoga"* das Bedürfnis verspürst, die Augen zu verdrehen, wird es Dir nichts bringen. Schließlich geht es beim Yoga eben nicht nur um Bewegungsabläufe, sondern auch um das richtige Mindset. Du solltest Dich also darauf einlassen können.

Wenn Du nichts mit Yoga anfangen kannst und in dieses Thema nicht tiefer eintauchen möchtest, ist das natürlich kein Problem. In diesem Fall solltest Du es vielleicht mal mit dem einfachen Dehnen Deines Körpers versuchen. Denn auch das kann bereits Wunder bewirken und für mehr Gelassenheit in Deinem Leben sorgen.

Die positive Wirkung dieser beiden Methoden

Durch den Stress und Druck in unserem schnelllebigen Alltag, aber auch durch das ständige Sitzen und Starren auf einen Bildschirm, spannen wir uns nicht nur psychisch an, sondern natürlich auch physisch. Um solche körperlichen Anspannungen zu lösen und dadurch automatisch auch geistig besser entspannen zu können, solltest Du Dich täglich dehnen oder Yoga praktizieren.

Weshalb das so eine positive Wirkung auf Deine Gesundheit hat, habe ich bereits im letzten Kapitel angesprochen, als ich Dir erklärt habe, weshalb es sinnvoll sein kann, Deine positiven Affirmationen mit dem Yoga zu kombinieren. Nun möchte ich auf diesen Punkt nochmal genauer eingehen.

Durch das regelmäßige Praktizieren von Yoga, kannst Du Dein Gedächtnis und die Leistung Deines Gehirns merklich verbessern. Laut einer aktuellen Studie der University of Illinois reichen dafür bereits 20 Minuten Yoga aus.[D1]

Natürlich kannst Du diesen Effekt nicht nur durch das Yoga erzielen, sondern generell durch Bewegung und Sport. Wie bereits erwähnt, ist Yoga jedoch viel mehr, als bloß eine bestimmte Sportart. Neben dem sportlichen Aspekt wirkt Yoga nämlich außerdem beruhigend auf Körper und Geist. Das wiederum stärkt Deinen Fokus und Deine Konzentrationsfähigkeit.

Dieses Zur-Ruhe-Kommen ist auch für den Stressabbau sehr wichtig. Du erinnerst Dich mit Sicherheit noch an das Beispiel mit der Flucht vor dem wilden Tier. Früher war Stress sehr hilfreich und wurde durch die Flucht oder den Kampf in Gefahrensituationen abgebaut. Heutzutage wird Stress oft künstlich erzeugt und es bietet sich keine natürliche Möglichkeit, diesen direkt wieder abzubauen.

Aus diesem Grund muss der Mensch sich eine andere Möglichkeit suchen, um den stetig steigenden Stress wieder abzubauen. Durch die langsamen, durchdachten Bewegungsabläufe und den kontrollierten Atem während des Yogas, schaffst Du genau das.

Erst im Entspannungsmodus kann sich der Körper die Zeit nehmen, um zu regenerieren und zu heilen, weil er sich nicht auf mögliche Gefahrensituationen vorbereiten muss.

Durch den Stressabbau wird auch das Herz geschützt. Denn wer unter ständigem Stress steht, riskiert eine Verengung der Herzkranzgefäße und im schlimmsten Fall sogar einen Herzinfarkt. Im Entspannungsmodus weiten sich die Gefäße wieder.[E]

Regelmäßiges Yoga entspannt also Dein Gehirn, hilft Dir klar zu denken und Dich besser zu konzentrieren. Du wirst aufnahmefähiger, baust Stress ab und hilfst Deinem Körper dadurch zu regenerieren, zu heilen und Krankheiten vorzubeugen. Und ein entspannter und gesunder Körper, sowie ein klarer, ruhiger Geist, führen unweigerlich zu mehr Gelassenheit in Deinem Leben. Einen ähnlichen Effekt hat auch das Dehnen.

Und so setzt Du beides am besten in die Tat um

Wärme Dich vor jeder Dehnung oder Yogarunde gut auf, um Verletzungen zu vermeiden. Dafür gibt es viele verschiedene Möglichkeiten. Du könntest zum Beispiel eine kurze Runde joggen, ein bisschen durch die Wohnung tanzen oder ein schnelles Aufwärm-Workout machen. Im Internet gibt es zahlreiche Sport-Videos. Es ist also mit Sicherheit für jeden etwas dabei. Genauso ist es auch bei den Dehn- und Yogaübungen.

Probiere Dich einfach aus und finde die perfekten Übungen für Dich. Diese sollten sich gut anfühlen. Schließlich willst Du ja entspannen und gelassener werden. Vergiss nicht, beim Yoga und beim Dehnen Deinen gesamten Körper miteinzubeziehen. Dabei reichen bereits 10-15 Minuten am Tag vollkommen aus, um einen entspannenden Effekt zu erzielen.

Ich stelle Dir nun eine kurze Yoga- und Dehnroutine als Inspiration vor.

Yogaroutine: Mach es Dir auf Deiner Yoga-Matte auf dem Rücken gemütlich. Nimm ein paar tiefe Atemzüge. Beim nächsten Einatmen bringst Du Deine Arme nach vorne und ziehst sie im hohen Bogen hinter Deinen Kopf. Strecke Deinen gesamten Körper, soweit Du nur kannst, in die Länge. Beim Ausatmen lässt Du locker, ziehst Deinen Bauchnabel ein und bringst Deine Arme wieder zurück, neben Deinen Oberkörper. Wiederhole das Ganze etwa fünf bis zehn Mal.

Für die zweite Übung setzt Du Dich hin, schließt Deine Beine und streckst sie aus. Der Rücken bleibt gerade. Atme ein und strecke dabei Deine Arme nach oben. Der Rücken streckt sich dadurch automatisch mit. Atme aus und bewege Deinen Oberkörper langsam nach vorne, Richtung Beine. Lege

Deine Arme so ab, dass sich die Dehnung für Dich noch angenehm anfühlt. Auf keinen Fall solltest Du Schmerzen verspüren. Lass Deine Arme locker und entspannt und verweile ungefähr fünf Atemzüge lang in dieser Position, um Deinen unteren Rücken und Deine Beine optimal zu dehnen.

Setze Dich anschließend aufrecht hin, um Deinen gesamten Körper, mithilfe der dritten Übung, zu stärken. Stelle Deine Hände auf und drücke mit dem nächsten Einatmen Dein Becken soweit vom Boden weg, wie Du nur kannst. Deine Beine bleiben dabei gestreckt. Den Kopf kannst Du leicht nach hinten beugen. Du bist nun in der sogenannten schiefen Ebene. Nimm fünf tiefe und langsame Atemzüge, bevor Du Dein Becken wieder langsam senkst und Dich hinsetzt.

Mit der letzten Übung dehnst Du Deine Beinrückseiten. Leg Dich dafür wieder auf den Rücken und streck Deine Beine aus. Atme ein und zieh dabei das rechte Bein gebeugt an Deinen Oberkörper heran. Atme aus und strecke das Bein nach oben. Achte auch diesmal darauf, nur so weit zu gehen, wie es sich für Dich gut anfühlt. Verweile in dieser Position fünf Atemzüge lang und wechsle dann die Seiten. Sobald Du auch das linke Bein wieder abgelegt hast, kannst Du Deine Augen schließen und ein paar Atemzüge lang liegen bleiben.[G]

Dehnroutine: Um Deinen ganzen Körper erfolgreich zu dehnen, solltest Du Deine Beine, Deine Hüfte, Deine Schultern, Deine Arme und Deinen Rücken miteinbeziehen. Die folgenden Dehnübungen decken all diese Bereiche ab, sodass Du Deine Dehnroutine locker und entspannt beenden kannst.

Du beginnst mit Deinen Waden und Deinen Oberschenkelrückseiten. Stelle Dich mit geschlossenen Beinen hin, beuge Dich nach vorne und versuche, deine Zehenspitzen zu berühren. Halte diese Dehnposition etwa 30 Sekunden lang, bevor Du mit der nächsten Übung weiter machst.

Deine Oberschenkelvorderseiten kannst Du dehnen, indem Du im Stehen zuerst Deinen rechten Fuß in die Hand nimmst und ihn an Deinen Po drückst und anschließend das gleiche mit dem linken Fuß machst.

Nun ist Deine Hüfte an der Reihe. Lege Dich auf einer Sportmatte auf den Bauch, strecke Deine Beine aus und stelle Deine Hände rechts und links neben Dich auf. Drücke Dich nun von der Matte weg und strecke Deinen Rücken durch. Die Schultern sollten dabei nicht zu den Ohren hochgezogen werden, sondern ebenfalls durchgestreckt sein. Halte diese Position eine halbe oder eine Minute.

Im nächsten Schritt konzentrierst Du Dich auf Deine Arme und Schultern.

Knie Dich hin und setz Deinen Po auf Deinen Füßen ab. Bring Deinen Oberkörper nach vorne und strecke Deine Arme so weit wie Du kannst. Du wirst eine Dehnung in Deinem oberen Rücken, Deinen Schultern und Deinen Oberarmen bemerken.

Zum Schluss ist noch Dein Rücken an der Reihe. Leg Dich auf Den Rücken und ziehe Deine gestreckten Beine langsam nach hinten über den Kopf. Du solltest nur noch auf Deinen Schultern und Deinem Kopf liegen bleiben. Halte diese Position etwa 30 Sekunden, bevor Du sie wieder auflöst und Deine Dehnroutine somit beendest.[H]

Ein paar Tipps und Tricks zum Schluss

Mein erster Tipp an Dich lautet: ruhige Musik. Solltest Du anfangs Schwierigkeiten damit haben, Dich komplett auf das Yoga einzulassen und wirklich zu entspannen, kannst Du Dich selbst mit beruhigender Musik dabei unterstützen. Dafür kannst Du zum Beispiel langsame klassische indische Musik nutzen. Laut klinischer Studien wirkt diese besonders beruhigend. Das ist kein Wunder, denn die Musik und verschiedene Klänge, spielen beim Yoga eine wichtige Rolle und sind daher sehr entspannend. Unter dem Suchbegriff *„Nada Yoga Musik"* findest Du ebenfalls entspannende Musik für Deine Yoga-Routine.

Je nach Intention der Yogasession, kannst Du statt Musik auch bestimmte Mantras im Hintergrund laufen lassen. Wenn diese zum Beispiel lautet, nach dem Yoga voller Energie zu sein, dann eignet sich das Mantra *„RA MA DA SA"* hervorragend, weil es für die Energie steht.

Mein nächster Tipp an Dich lautet, Dir bequeme Klamotten anzuziehen und die Übungen nicht mit vollem Magen zu starten. Denn beim Yoga ist es wichtig, sich in seinem Körper wohlzufühlen. Erst dann kannst Du so richtig entspannen und gelassen werden. Wenn Dich während der kompletten Yogaroutine irgendetwas sticht oder zwickt oder Du Dich voll fühlst, wirst Du Dich darauf konzentrieren und nicht richtig abschalten können.

Und wenn wir schon beim Thema Körper sind: Höre immer auf Deinen Körper. Yoga soll sich gut anfühlen und Dich entspannen. Wenn sich eine Übung unangenehm anfühlt oder sogar wehtut, solltest Du sie beenden oder die Intensität der Übung reduzieren. Es ist viel wichtiger, dass Du die Übungen langsam und bewusst ausführst, als dass Du bis zu Deinen Grenzen gehst und Dich unwohl dabei fühlst.

Fazit zum Yoga und der Dehnung des Körpers

Körperliche Anspannungen gehören bei den meisten Menschen nun mal zum Alltag dazu. Doch zum Glück gibt es so viele tolle Yoga- und Dehnübungen, die Dir hervorragend dabei helfen können, solche Anspannungen loszuwerden. Denn auch wenn es dir psychisch gut geht: Solange Dein Körper ständig angespannt ist, wirst Du nie zu 100% entspannt und gelassen sein können.

Deswegen sind solche Übungen, die den Körper in eine leichte Bewegung bringen, ihn strecken und Anspannungen lösen, ja auch so wichtig und sollten deshalb regelmäßig praktiziert werden.

Dass beim Yoga der Fokus nicht nur auf der Entspannung des Körpers liegt, sondern auch auf der Entspannung des Geistes, ist natürlich umso besser für einen ganzheitlichen Effekt.

Intensiver Sport

Worum geht es beim intensiven Sport?

Während der eine regelmäßiges Dehnen und ruhigen, langsamen Sport wie Yoga bevorzugt, um gelassener zu werden, will der andere seinen Körper dafür so richtig auslasten. Das funktioniert hervorragend mit intensivem Sport. Erst wenn der Körper erschöpft ist, kann bei so einem Menschen auch der Geist abschalten. Der Meinung war auch der Schriftsteller Jean-Jacques Rousseau. Er sagte nämlich:

„Vor allem wegen der Seele ist es nötig, den Körper zu üben, und gerade das ist es, was unsere Klugschwätzer nicht einsehen wollen."[15]

Das kenne ich sehr gut von mir selbst. Damit meine Seele entspannen kann, muss das in vielen Fällen erst mal mein Körper tun. Vor allem nach einem Tag, den man im Sitzen vor dem Bildschirm verbracht hat, kann intensiver Sport einem sehr dabei helfen, nicht nur den Geist, sondern auch den Körper auszulasten und besser einzuschlafen.

Ich mache zwar sehr gerne Yoga und verschiedene Dehnübungen, um gelassener zu werden, doch manchmal reicht das einfach nicht aus. Vielleicht geht es Dir ja genauso. Je nachdem, welcher Typ Mensch Du bist. Manchen Menschen tut das intensive Auspowern richtig gut, andere stresst es eher noch mehr. Bei mir ist das sehr situationsabhängig, wie bereits in der Einleitung des großen Kapitels *„Gelassenheit lernen"* erwähnt. Wenn ich sowieso schon aufgeregt bin, dann dreht mich der intensive Sport nur noch mehr auf. Will ich hingegen nach einem Tag, an dem ich mich kaum bewegt habe, meinen Körper auslasten, werde ich dadurch gelassener.

Die positive Wirkung von intensivem Sport

Intensiver Sport kann auf manche Menschen oder in bestimmten Situationen eher stressig wirken als entspannend. Doch natürlich sind wir alle unterschiedlich. Daher gibt es auch Menschen, denen die körperliche Auslastung bei ruhigen Sportarten wie Yoga einfach nicht ausreicht, um gelassener zu werden. Vielleicht gehörst auch Du zu diesen Menschen.

Finde das durch das Ausprobieren heraus. Denn intensiver Sport kann enorm zu Deiner psychischen und physischen Gesundheit beitragen, wenn Du der Typ dafür bist. Durch ihn lässt Du nämlich mal so richtig all Deine überflüssige Energie raus und baust den angestauten Stress ab, wodurch sich Dein Körper entspannt. Denn beim Sport werden Stressabbau- und Glückshormone (Endorphine) ausgeschüttet. Das wiederum hat einen beruhigenden Einfluss auf die Psyche. Bei regelmäßigem Sport entsteht nach und nach sogar eine Stressresistenz. Und stressresistente Menschen sind automatisch auch gelassener.

Außerdem hilft intensiver Sport Dir dabei, Deinen Kopf freizubekommen. Statt Dich wie bei ruhigen Sportarten in Gedanken zu verlieren, musst Du Dich bei intensivem Sport voll und ganz auf Deinen Körper konzentrieren. Dein Fokus liegt komplett auf dem Training und Dein Kopf ist quasi leer. Und ohne Gedanken und Sorgen, gönnst Du Deinem Gehirn eine Auszeit und wirst gelassener.

Auch die positive Wirkung von Sport auf den Körper, trägt zu mehr Gelassenheit bei. Denn durch regelmäßigen Sport wirst Du fitter, stärkst Deinen Körper, bringst Deinen Kreislauf in Schwung und löst vielleicht sogar verschiedene Beschwerden. Und wenn es Deinem Körper gut geht, kannst Du Dir erlauben, Dich auch mal wieder körperlich, wie auch seelisch zu entspannen.[i]

Wenn Du einen Bürojob hast, schaffst Du durch intensiven Sport noch dazu einen Ausgleich zu dem vielen Stillsitzen. Und wie Du ja weißt, ist Ausgeglichenheit ebenfalls ein wichtiger Faktor, wenn es darum geht, gelassener zu werden.

Ein paar Ideen für intensive Sportarten

Für einen einfachen Start in Deinen neuen, sportlichen Alltag, kannst Du natürlich erst mal mit einfachem körperlichem Training anfangen. An dieser Stelle kann ich Dir den YouTube Kanal von Pamela Reif empfehlen, wo Du zahlreiche Videos zu verschiedenen Workouts findest. Meist sind die Videos zwar relativ kurz, aber dennoch effektiv.

Wenn Du merkst, dass Du zwar Interesse an intensivem Sport hast, Krafttraining jedoch eher nichts für Dich ist, dann probiere doch einfach ein paar andere Sportarten aus. Denn es gibt natürlich noch viel mehr Möglichkeiten, als das einfache körperliche Training.

Deswegen stelle ich Dir nun ein paar besondere Sportarten vor, die Du ausprobieren kannst, um die richtige(n) für Dich zu finden. Bei der Auswahl solltest Du darauf achten, welche Sportarten Dir am meisten Spaß machen und Dich gelassener werden lassen. Jede Sportart hat nämlich eine andere Wirkung. Während die eine beispielsweise ein Frustventil darstellt, fordert die andere Deine Konzentration und lenkt Dich so vor beunruhigenden Gedanken ab.

So ist das zum Beispiel bei Sportarten wie Aikido oder Fechten. Beide Sportarten erfordern eine hohe Konzentration und viel Geschick. Denn nicht derjenige, der stärker ist gewinnt, sondern derjenige, der sein Köpfchen einschaltet.

Genauso ist das auch beim Klettern. Hier sind nämlich ebenfalls Deine volle Konzentration und Dein Geschick gefragt. Wer stets aufpasst und sich seine nächsten Schritte gut überlegt, ist klar im Vorteil. Eine interessante Alternative zum klassischen Klettern an der Kletterwand, ist das sogenannte Jungle Fit. Beim Jungle Fit werden weder Haken noch Seile verwendet. Feste Regeln gibt es nicht. Die Teilnehmer bewegen sich frei durch die Natur, springen, kriechen, balancieren oder klettern auf Bäume. Das schafft eine Verbindung zur Natur und zum inneren Kind. Hemmungen werden losgelassen und die Intuition und Kreativität gestärkt.

Eine weitere Sportart, die Dir helfen kann, das Kind in Dir rauszulassen, lockerer zu werden und Dich zu entspannen, ist das Trampolin springen. Erinnerst Du Dich noch an das befreiende, euphorische Gefühl, das Du beim Trampolin springen als Kind immer hattest? Wann warst Du das letzte Mal Trampolin springen und wie wäre es, wenn Du diese glückfördernde

Sportart in Deinen Alltag integrierst? Probiere es doch mal mit Freunden in einem Trampolinpark aus. Dort gibt es viele verschiede Möglichkeiten und Spiele, die viele Erwachsene regelmäßig praktizieren.

Wenn Du auf der Suche nach einer Sportart bist, bei der Du Deine Wut rauslassen kannst, würde sich Kampfsport anbieten. Wie wäre es zum Beispiel mit Boxen oder Wrestling. Das Rauslassen Deiner überschüssigen Energie, wird Dich entspannter und gelassener machen.

Solltest Du hingegen sowieso schon zu wenig Energie haben, wäre für Dich eher eine Sportart vorteilhaft, die für Adrenalin sorgt. So wie das zum Beispiel beim Mountainbiken der Fall ist. Diese Sportart ist schnell, aufregend und teilweise sogar gefährlich, weshalb sie für einen richtigen Adrenalinschub sorgt und viele Menschen so reizt.

Zwei weitere Sportarten mit einer gemeinsamen Besonderheit sind das Schlittschuhlaufen und Hockey. Für alle, die die Kälte lieben und sich der Herausforderung stellen wollen, beim Sport keinen festen Boden unter den Füßen zu spüren und das Gleichgewicht zu trainieren, eignen sich diese zwei Sportarten besonders. Je nachdem, ob Du mehr Lust auf einen Mannschaftssport hast oder den Fokus lieber auf die Balance und Beweglichkeit Deines Körpers legen willst, kannst Du Dich für eine der beiden Eissportarten entscheiden. Der Sport auf dem Eis gibt Dir die Möglichkeit, in eine neue Welt einzutauschen und Dich von Deinem Alltag abzulenken.

Wenn Du nicht nur auf einen festen Boden unter Deinen Füßen verzichten kannst, sondern sogar auf jeglichen Boden, kannst Du Dich natürlich auch für eine Sportart entscheiden, die in der Luft stattfindet. Zu empfehlen wäre hier zum Beispiel das klassische Fallschirmspringen oder das Base-Jumping, bei dem man statt aus einem Luftfahrzeug, von einem festen Objekt springt. Diese Sportarten sorgen nicht nur für einen intensiven Adrenalinschub, sondern bringen Dich außerdem in den Moment und lassen Dich Deine Sorgen vergessen. Sie helfen Dir außerdem dabei, mutiger zu werden und stärken Dein Selbstvertrauen.

Sollte die Höhe Dich nicht ansprechen, kannst Du auch in die Tiefe gehen und beispielsweise das Tauchen ausprobieren. Dich im Wasser zu verlieren und wortwörtlich in eine andere Welt abzutauchen, bietet Dir eine tolle Möglichkeit, Deinen Alltagsproblemen zu entfliehen. Wenn Du es lieber bevorzugst, Dich auf dem Wasser, statt im Wasser zu befindet, kann ich Dir das Surfen empfehlen oder das Wildrafting - die aufregende Gummibootfahrt durch Wellen und Stromschnellen. Das sogenannte Aquaskipping, bei dem man sich mithilfe eines speziellen Sportgeräts mit eigener Muskelkraft über die Wasseroberfläche fortbewegt, ist ebenfalls sehr interessant.

Ein paar Tipps für den leichten Einstieg

Wenn Du den intensiven Sport von nun an in Dein Leben integrieren möchtest, dann solltest Du auf alle Fälle erst mal klein anfangen. Vor allem, wenn Du bisher eher unsportlich warst, wirst Du es nicht von heute auf morgen schaffen, intensiv zu trainieren. Der Sport soll Dich ja schließlich auch gelassener machen und nicht überanstrengen.

Lass Dir also Zeit und probiere erst mal verschiedene Sportarten aus. Wenn Du eine Sportart gefunden hast, die Dir Spaß macht, dann fang damit an, ihr regelmäßig nachzugehen. Steigere Dich langsam, aber sicher. Um Deine Motivation beizubehalten, solltest Du Dich am besten in einem Fitnessstudio anmelden oder für einen Kurs mit regelmäßigen Trainingsterminen. Einen Motivationsgrund für den Sport zu haben, hilft Dir ebenfalls dabei, am Ball zu bleiben.

Verringere außerdem Deine Hürden. Wenn Du nämlich erst mal ans andere Ende der Stadt fahren musst, Deine Sporttasche ungepackt ist und Deine Sportklamotten noch bei einem Freund/einer Freundin liegen, dann wird es Dir sehr schwerfallen, Dich zum Sport zu motivieren. Ist das nächste Fitnessstudio jedoch direkt um die Ecke, steht Deine Sporttasche bereit und liegen Deine frischen Sportklamotten schon auf dem Bett, dann ist die Überwindung schon mal viel kleiner. Reduziere also verschiedene Hürden, um weiterhin motiviert zu bleiben.[J]

Fazit zum intensiven Sport

Intensiver Sport kann eine wahre Bereicherung für Deine Gesundheit sein. Er stärkt Deinen Körper und macht ihn fitter. Beschwerden, die zum Beispiel durch häufiges Sitzen auftreten können, kannst Du durch den Ausgleich, den Du beim Sport erlangst, wieder loswerden.

Stresslindernde Hormone werden ausgeschüttet und die Endorphine sorgen für Glücksgefühle. Das fühlt sich nicht nur kurzfristig toll an, sondern macht Dich auch langfristig glücklicher und stressresistenter.

Doch nicht nur für den Stressabbau ist Sport super. Auch angestaute Wut kann durch intensiven Sport so richtig rausgelassen werden. Durch das Konzentrieren auf die jeweiligen Übungen, verlässt Du außerdem Dein Gedankenkarussell und vergisst Deine Sorgen, während Du Dich so richtig auspowerst.

All diese Faktoren sorgen dafür, dass Du Dich unweigerlich gelassener fühlst. Und zwar nicht nur kurzfristig, sondern bei regelmäßigem Sport auch auf lange Sicht.

Entspannung des Körpers

Die Entspannung des Körpers – worum geht es dabei?

Es gibt zwei verschiedene Möglichkeiten, Deinen Körper zu entspannen: die aktive und die passive. Bisher bin ich vor allem auf die aktive Möglichkeit eingegangen. Dazu gehören zum Beispiel Yoga, Dehnung, Sport Spaziergänge und so weiter.

Du kannst Deinen Körper aber natürlich auch entspannen, indem Du nichts tust. Das ist der einfachste Weg und dennoch super effektiv. Wie genau Du das machst, bleibt letztendlich Dir überlassen. Was den einen gelassener macht, ist für den anderen vielleicht sogar unangenehm.

Frag Dich also am besten, in welchen Momenten in Deinem Alltag, Dein Körper am entspanntesten ist. Vielleicht ist Dein Alltag so stressig, dass Dir solche Momente gar nicht einfallen werden. Dann stelle Dir die Frage, wann Dein Körper das letzte Mal so richtig entspannt war. War das vielleicht bei Deiner letzten Massage? Oder vielleicht doch eher in der Sauna? Oder konnte er so richtig entspannen, als Du Dir das letzte Mal eine Pause gegönnt und Dich mitten am Tag, einfach nur ins Bett gelegt hast?

Finde heraus, was für die Entspannung Deines Körpers das richtige Werkzeug ist und fange an, dieses Werkzeug in Deinen Alltag zu integrieren.

Wie wirkt sich die Entspannung des Körpers positiv auf Dich aus?

Im letzten Kapitel habe ich ja erwähnt, dass es gerade für Menschen, die den ganzen Tag vor einem Bildschirm sitzen, sehr sinnvoll ist, sich sportlich zu betätigen, um das ständige Herumsitzen auszugleichen und dadurch gelassener zu werden. Wer jedoch einen körperlich sehr anstrengenden Beruf ausübt und physisch sowieso ständig ausgelastet ist, bei dem kann intensiver Sport zu einer Überlastung führen. Doch auch diese Menschen müssen einen Ausgleich in ihrem Leben schaffen.

Sie brauchen ebenfalls eine Möglichkeit, um dem hektischen Alltag zu entfliehen, den angestauten Stress abzubauen und alle Anspannungen loszuwerden. Und das Gegenteil der ständigen Anspannung des Körpers ist die Entspannung. Wenn der Körper entspannt ist, entspannen sich auch die Muskeln. Der Atem wird langsamer und tiefer. Auch der Herzschlag verlangsamt sich und der Blutdruck wird niedriger. Der Körper wird wärmer. Das liegt daran, dass sich im Entspannungsmodus die Blutgefäße weiten, sodass das Blut besser zirkulieren kann. Sogar die Hirnströme verändern sich und die sogenannten Alphawellen werden stärker. Das ist ein Zeichen für einen entspannten Körper.[K]

Für die Gesundheit des Herzens, einen besseren Stoffwechsel und gesündere Blutdruckwerte, ist die Entspannung des Körpers unerlässlich. Und wenn der Körper entspannt ist, wird natürlich auch der Geist gelassener.

Ein paar Entspannungsideen für den Alltag

Gönn Dir die Entspannung, die Du brauchst. Setz Dich in einen Whirlpool, geh in die Sauna oder zur Thai-Massage. Erlaube es Dir, verwöhnt zu werden. Damit das regelmäßige Entspannen Deines Körpers nicht in Vergessenheit gerät, empfehle ich Dir, dafür feste Termine festzulegen. So kannst Du zum Beispiel jeden Monat an einem bestimmten Tag zur Massage gehen oder jeden Sonntag in die Therme.

Natürlich kannst Du Deinen Körper auch kostenlos entspannen. Leg Dich dafür an einem schönen Sommertag in einem Park auf die Wiese, lass Dich im See ein bisschen treiben oder genieße die Sonne auf Deinem Balkon. Tu einfach das, was sich für Dich richtig und entspannend anfühlt. Deiner Kreativität sind keine Grenzen gesetzt!

Vielleicht hattest Du bisher den Eindruck, dass Du Dir bewusst Zeit nehmen musst, um Deinen Körper so richtig entspannen zu können. Doch das muss nicht unbedingt so sein. Natürlich solltest Du Dir regelmäßig Zeit für Dich selbst nehmen und natürlich ist es wichtig, sich Freiraum dafür zu schaffen, um sich der Entspannung des eigenen Körpers zu widmen.

Nichtsdestotrotz kannst Du auch in Deinen Alltag immer wieder kleine Übungen einbauen, die Dich augenblicklich entspannter werden lassen. Wenn Du bereits nach zwei Arbeitsstunden merkst, dass Du total angespannt bist, solltest Du schließlich nicht bis zum Abend warten müssen, um Deinen Körper entspannen zu können, sondern direkt die Möglichkeit dazu haben.

Baue die folgenden kurzen Übungen immer wieder in Deinen Alltag ein und Du wirst merken, dass bereits solche Kleinigkeiten für einen entspannteren Körper und somit auch einen entspannteren Geist sorgen können. Nicht jede Übung eignet sich für jede Situation. Doch gerade deshalb ist es auch so gut, zwischen den verschiedenen Übungen wählen und sie an die jeweiligen Situationen anpassen zu können.

Tanzen: Zu seiner Lieblingsmusik durch die Wohnung zu tanzen, mitzusingen und sich keine Gedanken darüber zu machen, wie man bei dieser ganzen Aktion aussieht, ist ein befreiendes Gefühl und sorgt für viele Glückshormone. Außerdem kannst Du durch das Tanzen Deinen Körper auslasten, Stress abbauen und dadurch entspannter werden.

Schütteln: Gerade für Menschen, die einen Bürojob haben und den ganzen Tag lang sitzen, ist diese Übung sehr hilfreich. Denn sie bringt Dich wieder in Bewegung und entspannt Dich, indem sie körperliche Verspannungen auflöst. Stelle Dich dafür hin und fange an, auf der Stelle zu hüpfen. Schüttele Deine Arme und Deine Beine aus. Den Kopf kannst du ebenfalls leicht schütteln. Sei jedoch vorsichtig und übertreibe es nicht. Zwei Minuten Schütteln reichen bereits aus, um Dein Entspannungslevel erheblich zu erhöhen.

Mit den Zehen wackeln: Das klingt erst mal komisch, ist aber super einfach und lässt Dich augenblicklich psychisch und physisch entspannter werden. Denn durch das Wackeln der Zehen lenkst Du Deine Konzentration auf eine bestimmte Sache und weg von all Deinen Sorgen und negativen Gedanken. Wenn Du gestresst bist, spannt sich Dein Körper an und Du kommst in eine Stressstarre. Sobald Du mit den Zehen wackelst, löst Du diese Starre auf.

Außerdem ist diese kleine Übung hervorragend für die Arbeit, da sie kaum unauffälliger sein könnte und niemand bemerken wird, dass Du mit den Zehen wackelst.

Nacken massieren: Gerade die Schultern und der Nacken leiden oft unter Verspannungen, was sich nicht nur unangenehm anfühlt, sondern auch zu starken Kopfschmerzen führen kann. Sobald Du merkst, dass Deine Schultern und Dein Nacken verspannt sind, kannst Du Dir ein paar Minuten Zeit nehmen und beide Körperstellen ein wenig massieren. Lasse Deinen Kopf hängen, knete Deine Schultern und drücke leicht auf Deinen Nacken (um die Wirbelsäule herum). Mache nur das, was sich für Dich gut anfühlt und Du wirst merken, dass Du nach dieser kurzen Massage bereits viel entspannter sein wirst.

Lächeln: Ein einfaches Lächeln kann so viel bewirken. Ganz egal, ob es gewollt ist oder nicht. Probiere es doch mal aus. Lächle einfach mal eine Minute lang durch und Du wirst merken, dass sich Deine Laune direkt heben und Du entspannter werden wirst. Und das selbst, wenn es Dir gerade eben noch überhaupt nicht gut ging. Durch das Lächeln werden nämlich automatisch Glückshormone ausgeschüttet, während die Stresshormone sich verringern. Außerdem entspannen sich Muskeln, wodurch Du ebenfalls entspannen kannst. Und ein toller Nebeneffekt ist, dass Lächeln ansteckt und auch bei Deinen Mitmenschen für eine bessere Laune sorgt.

Zeichnen: Dadurch, dass Du Dich beim Zeichnen auf eine einzige Sache konzentrierst und die Welt um Dich herum vergisst, gelangst Du in eine Art meditativen Zustand. Du schaltest Deinen Kopf ab, entspannst Deinen

Körper und wirst gelassener. Umgeben von beruhigender Musik oder Natur, verstärkt sich dieser Effekt nochmal.

Mittagsschlaf: Gerade, wenn Du nachts zu wenig Schlaf abbekommst, solltest Du Dir regelmäßig einen kleinen Mittagsschlaf erlauben. Denn Schlafmangel ist ungesund und verursacht ebenfalls Stress. Wer hingegen ausgeschlafen ist, der geht entspannter durchs Leben. Dabei muss der Mittagsschlaf nicht unbedingt mittags sein, sondern kann auch nach der Arbeit stattfinden. Achte jedoch darauf, die 20 Minuten nicht zu überschreiten, um Dich nach dem Schlaf tatsächlich wacher und nicht noch müder zu fühlen.

Wärme: Während der Körper bei Kälte anfängt zu zittern und sich total anspannt, passiert bei Wärme das genaue Gegenteil. Denn Wärme wirkt entspannend. Deswegen hilft sie auch so super bei Verspannungen. Sie fördert die Durchblutung und sorgt für ein angenehmes Körpergefühl. Trink an angespannten Tagen also einen Tee, mach Dir eine Wärmeflasche oder geh am besten in die Sonne und lass es Dir so richtig gut gehen.[M]

Ein Tipp, wie Du ein Wellnesswochenende kostenlos genießen kannst

Ein klassisches Wellnesswochenende kann zwar sehr entspannend, aber dementsprechend auch sehr teuer sein. Das bedeutet jedoch nicht, dass Du darauf verzichten solltest, mal so richtig verwöhnt zu werden. Deswegen lautet mein Tipp an Dich: Schnapp Dir einen Freund/eine Freundin oder

Deinen Partner/Deine Partnerin, mit dem/der Du hin und wieder gegenseitige Wellness- und Entspannungstage veranstaltest.

Nehmt euch regelmäßig ein paar Stunden oder vielleicht sogar einen ganzen Tag lang Zeit, um für den anderen ein kleines Wellnessprogramm zu erstellen und umzusetzen. Äußert eure Wünsche und lasst euch gegenseitig massieren, bekochen oder spielt einen Tag lang den Diener für den anderen. Eurer Kreativität sind keine Grenzen gesetzt.

So schaffst Du es, nicht nur Dein Gegenüber glücklich zu machen, was wiederum bei Dir für Glücksgefühle und Entspannung sorgen wird, sondern wirst im Gegenzug auch noch kostenlos verwöhnt. Und das auch noch von einer Person, die du kennst, der Du vertraust und die Du gerne hast. Besser geht es doch gar nicht!

Falls Du zu den Menschen gehörst, die nie wissen, was sie sich zum Geburtstag wünschen sollen und erst recht nichts Materielles geschenkt bekommen möchten, wäre so ein Entspannungsprogramm für einen Tag, ebenfalls eine tolle Idee.

Die Entspannung des Körpers nochmal zusammengefasst

Den Körper zu entspannen ist sehr wichtig, wenn es darum geht, gelassener zu werden. Denn wenn Dein Körper vollkommen entspannt ist, kann auch Dein Geist sich entspannen, was letztendlich auch zu mehr Gelassenheit führt.

Der hektische Alltag, viele Stresssituationen und der Druck auf der Arbeit, können zu Verspannungen führen. Diese Verspannungen solltest Du auf keinen Fall akzeptieren.

Stattdessen solltest Du versuchen, die entstandenen Verspannungen zu lösen. Denn bei einem entspannten Körper schlägt das Herz langsamer, der Atem ist ruhiger und die Durchblutung besser, was ein starker gesundheitlicher Vorteil ist.

Für die Entspannung Deines Körpers solltest Du Dir regelmäßig bewusst Zeit nehmen. Aber auch in Deinen Alltag kannst Du kleine Übungen einbauen, die Dir dabei helfen, augenblicklich zu entspannen und die dadurch auch Deine Gelassenheit fördern.

Entspannung des Geistes

Worum geht es bei der Entspannung des Geistes?

„Stille und Ruhe bringen die ganze Welt ins rechte Maß zurück."

(Laotse, chinesischer Philosoph)[16]

Das trifft vor allem auch auf unsere innere Welt zu. Diese kannst Du nämlich nicht nur durch einen entspannten Körper ins rechte Maß zurückbringen, sondern auch durch einen entspannten Geist.

Auch hier gibt es wie immer zahlreiche Möglichkeiten, um den Geist zu entspannen. Zum Beispiel schaffst Du das, indem Du Deinen Kopf von Deinen unfassbar vielen Gedanken befreist. Das klappt am besten durch die Meditation, auf die ich ja bereits genauer eingegangen bin.

Doch um Deinen Geist entspannen zu können, muss Dein Kopf nicht unbedingt gedankenleer sein. Die negativen Gedanken voller Sorgen und Ängste kannst Du auch ganz einfach durch positive Gedanken voller Zuversicht, Freude und Leichtigkeit ersetzen. So wirst Du automatisch entspannter und gelassener.

Konzentriere Dich, während Du Dich entspannst, nur auf das Positive. Denn schließlich willst Du ja Deinen Geist zur Ruhe bringen und entspannen. Durch negative Gedanken erzielst Du jedoch das Gegenteil. Dich auf schöne, positive und beruhigende Gedanken zu konzentrieren, ist also schon mal die halbe Miete für einen entspannten Geist.

Inwiefern wirkt sich ein entspannter Geist positiv aus?

Wenn Dein Geist entspannt ist, bekommst Du einen freien Kopf, kannst Deine Gedanken sortieren und klar denken. Das hilft Dir wiederum dabei, Dich besser zu konzentrieren. Du wirst aufmerksamer und lässt Dich nicht so schnell von Kleinigkeiten, die in der Außenwelt vor sich gehen, ablenken. Das liegt daran, dass Du mit einem entspannten Geist so seelenruhig bist, dass Dich nichts aus der Bahn werfen kann. Nicht mal äußere Reize, wie Lärm, Gerüche oder Menschen.

Doch nicht nur ein entspannter Geist führt zu weniger Reizempfindlichkeit und mehr Konzentration. Durch die Reizunempfindlichkeit und Konzentration wirst Du wiederum entspannter. Es entsteht also ein positiver Kreislauf, der Dich immer ruhiger werden lässt.

Du hetzt Dich nicht und schaffst viel mehr von dem, was Du Dir vorgenommen hast. Und das ganz ohne Stress. Das ist natürlich nicht nur kurzfristig sehr hilfreich, sondern führt auch zu einer langfristigen Veränderung Deines Entspannungszustandes. Denn je öfter Du merkst, wie gut es Dir tut, einen entspannten Geist zu haben und wie viel effektiver Du so sein kannst, desto mehr Gründe wird es für Dich geben, diesen Zustand beizubehalten. Dein Geist wird merken, wie gut ihm die regelmäßige Entspannung und das Reduzieren der Stresshormone tut.

Durch die Entspannung Deines Geistes werden auch unangenehme Gefühle wie Wut, Verzweiflung, Hilflosigkeit und Ängste immer seltener, weil Du merkst, dass sich jedes Problem auch ohne diese Gefühle, ganz entspannt lösen lässt.

Wer in seinem Alltag ruhig und ausgeglichen ist, alle Herausforderungen meistern kann und sich von nichts unterkriegen lässt, fördert nicht nur seine Resilienz, sondern geht außerdem generell gelassener durchs Leben.[N]

Ein paar Beispiele, wie Du Deinen Geist am besten entspannen kannst

Jetzt, wo Du weißt, wie wichtig es ist, Deinen Geist regelmäßig zu entspannen, solltest Du damit beginnen, das auch tatsächlich zu tun. Dafür gibt es zahlreiche Möglichkeiten, die alle sehr alltagstauglich und einfach umzusetzen sind. Für einen leichteren Start stelle ich Dir nun ein paar Beispiele vor, Deinen Geist ideal zu entspannen.

Eine einfache, jedoch sehr hilfreiche Methode, um Deinen Geist so richtig zu entspannen, ist Musik. Bestimmt hast auch Du schon oft genug die Erfahrung gemacht, dass eine bestimmte Musikrichtung oder ein Lied, Deine Laune komplett verändern konnte. Deswegen ist Musik auch sehr effektiv, wenn es darum geht, den Geist zu entspannen. Denn mit der richtigen Musik, schaffst Du das so gut wie augenblicklich.

Am besten eignet sich hierfür klassische oder Low Fidelity Musik. Wenn Du offen dafür bist, kannst Du Dir auch verschiedene Mantras anhören. Auch diese wirken sehr beruhigend.

Doch nicht nur Musik kann den Geist intensiv entspannen. Auch das Lesen eines schönen Buchs (nicht zu aufregend), kann Deinen Geist zur Ruhe bringen. Denn beim Lesen begibst Du Dich in eine andere Welt, lässt Deine eigene Welt und somit auch Deine Sorgen hinter Dir und vertiefst Dich in eine spannende Geschichte. Diese hilft Dir dabei, Dich von Deinem Alltag abzulenken und Dich auf etwas anderes, was nichts mit der Realität zu tun hat, zu konzentrieren. Und das wiederum lässt Deinen Geist entspannen.

Das Abtauchen in eine andere Welt schaffst Du natürlich nicht nur mithilfe eines Buches, sondern auch mit Deiner eigenen Vorstellungskraft. Durch das Kreieren einer eigenen Geschichte, kannst Du nämlich ebenfalls in eine andere Welt abtauchen, Deinen Alltag verlassen und entspannen. Wenn Du das Ganze dann auch noch mit schöner, beruhigender Musik kombinierst, verstärkst Du den Effekt noch mehr.

Die Musik kannst Du auch durch beruhigende Naturgeräusche ersetzen. Überlege dafür, welche Art der Natur Dich am meisten entspannt. Wo machst Du am liebsten Urlaub? In den stillen Bergen oder am rauschenden Meer? Wo gehst Du gerne spazieren? Eher im Wald, wo Du den Vögeln zuhören kannst oder am Fluss, wo Du dem fließenden Wasser zuhören kannst? Entspannt Dich das Knistern eines Feuers mehr oder das Prasseln des Regens?

Ideal ist es natürlich, wenn Du Dich tatsächlich in eine Natursituation begibst, die Dich unheimlich entspannt. Wenn es zum Beispiel bei Dir das

Meer ist, dann ist es für die Entspannung Deines Geistes ideal, wenn Du Dich an den Strand legst, den Wind durch Deine Haare wehen lässt, das Meersalz riechst und dem Rauschen des Meeres zuhören kannst.

Doch da das nicht immer möglich ist, kannst Du Dir das Meeresrauschen auch ganz einfach zu Dir nach Hause holen. Setz Dir Kopfhörer auf, suche im Internet nach Videos, die das Meeresrauschen nachstellen, schließe Deine Augen und stelle Dir vor, Du seist tatsächlich am Meer.

Wenn Dich das Geräusch des Regens beruhigt, kannst Du Dir natürlich auch Regengeräusche auf Deinem Handy anhören. Am besten setzt Du Dich aber das nächste Mal, wenn es regnet, vor Dein Fenster, beobachtest den Regen und hörst ihm zu. Schalte alle technischen Geräte aus und konzentriere Dich nur auf den Regen. Um nicht nur Deine Ohren und Augen zu stimulieren, sondern auch Deine Nase, kannst Du zusätzlich auch ein Fenster öffnen und den frischen Duft des Regens einatmen.

Das Beobachten des Regens oder das Hören des Meeresrauschens, lassen sich natürlich, je nach Vorliebe, individuell ersetzen. Du kannst Deinen Geist also auch entspannen, wenn Du bei einem simplen Spaziergang etwas achtsamer bist und Deine Umgebung bewusster wahrnimmst. Betrachte die Bäume im Wind, lausche dem Boden unter Deinen Füßen und atme den frischen Waldduft ein. Setz Dich auf eine Wiese und beobachte die vorbeiziehenden Wolken oder schau Dir ein schönes Bild, Naturfotos oder Fische im Aquarium an.

So simpel all diese Beispiele auch sein mögen, sie helfen Dir alle dabei, Deinen Geist von Deinem Alltag abzulenken. Durch diese Möglichkeiten bringst Du Deine Konzentration auf eine einfache Sache. Dein Gehirn muss sich dabei nicht anstrengen, wird jedoch dazu angeregt, den Fokus auf den Moment zu legen und andere Gedanken loszulassen. Stattdessen lässt es sich auf entspannende Reize ein, lässt sich berieseln und kommt zur Ruhe.

Mithilfe von Testpersonen wurde sogar nachgewiesen, dass gerade Naturgeräusche tatsächlich für weniger Stress, mehr Entspannung und Gelassenheit und eine höhere Konzentration sorgen.[0]

Ein Tipp, um das Entspannen des Geistes zu verstärken

Nicht nur Geräusche haben nachweislich unterschiedliche Wirkungen auf unseren Körper und Geist, auch bei Düften ist das so. Genauso wie Naturgeräusche also entspannend wirken, tun das auch bestimmte Düfte. Denn wenn Du einen Duftstoff einatmest, löst das unterschiedliche Emotionen in Deinem Körper aus. Welche Emotionen das sind, kannst Du durch die Wahl des Duftes selbst beeinflussen.

Wichtig hierbei ist, keine künstlich hergestellten Düfte zu verwenden, sondern auf natürliche Düfte zurückzugreifen. Außerdem ist die Wahl des Duftes entscheidend. Zitrusdüfte wirken zum Beispiel eher ermunternd und machen einen wacher. Zur Entspannung des Geistes sind sie daher eher ungeeignet.

Lavendel hingegen wirkt sehr beruhigend und entspannend und kann Dir in Form eines Lavendelkissens, das Du neben Deinem Bett platzierst, sehr beim Einschlafen helfen.

Ein Kräutertee oder Kräuterbad aus Lavendel, Melisse oder Baldrian kann ebenfalls den Geist zur Ruhe bringen. Die Wärme sorgt außerdem für eine Entspannung der Muskeln und somit auch des Körpers.

Hervorragende Duftspender sind außerdem ätherische Öle. Auch hier solltest Du darauf achten, die richtigen zu verwenden, um einen entspannenden Effekt zu erzielen. Benutze dafür zum Beispiel einen Aroma Diffuser, um einen beruhigenden, angenehmen Duft in den Raum zu sprühen oder gib ein wenig ätherisches Öl auf Deine Haut (sofern das jeweilige Öl hautverträglich ist), um es den ganzen Tag zu riechen. Am besten kombinierst Du die Öle mit Deinen Entspannungsübungen.

Folgende Öle eignen sich zur Entspannung des Geistes am besten: Melisse, Lavendel, Bergamotte, Vanille, Jasmin, Zimt, Rosmarin, Zedernholz, Kamille, Rose, Sandelholz, Geranie und Anis.[P]

Fazit zur Entspannung des Geistes

Ein gelassener Geist sorgt für einen klaren Kopf, fördert die Konzentration und befreit Dich von belastenden Gedanken. Unangenehme Emotionen nehmen ab und Du wirst sorgen- und stressfreier. All diese Faktoren führen unweigerlich auch zu mehr Gelassenheit. Deswegen solltest Du auf jeden Fall regelmäßig etwas dafür tun, Deinen Geist zu entspannen.

Es gibt so viele Möglichkeiten und es ist auf jeden Fall für jeden etwas dabei, das den eigenen Geist entspannt. Finde heraus, was auf Dich besonders entspannend wirkt und integriere es in Deinen Alltag, in dem Du Dich dieser

Sache zum Beispiel immer vor dem Schlafengehen widmest. So erzielst Du einen langfristigen Effekt und wirst nach und nach immer gelassener.

Aber auch kurzfristig ist die Entspannung des Geistes sehr hilfreich. Zum Beispiel vor einer wichtigen Prüfung, vor der stressigen Arbeit oder nach einem anstrengenden Tag.

Atemübungen

Welche Rolle spielt das richtige Atmen?

Atmen ist lebensnotwendig. Doch nicht nur, dass wir atmen, ist für unser Überleben wichtig, sondern auch die Art und Weise, wie wir atmen. Denn diese hat einen starken Einfluss auf unser Wohlergehen. Je nachdem, wie du atmest, kannst Du zum Beispiel einen Energieschub bekommen oder entspannter werden. Es gibt viele verschiedene Atemübungen, die die unterschiedlichsten Effekte auf Deinen Körper haben können. Dein Fokus liegt natürlich vor allem auf Übungen, die Dich gelassener machen sollen.

Das Gute an Atemübungen ist, dass Du sie so gut wie immer und überall durchführen kannst. Denn um sie machen zu können, benötigst Du nur Deinen Atem. Außerdem sind die meisten Übungen sehr einfach umzusetzen. Deswegen eignen sie sich auch für so gut wie jeden Menschen. Und wie genial ist es denn bitte, dass Du einfach nur durch eine schnelle Atemübung, augenblicklich gelassener werden kannst?

Bestimmte Atemübungen können Dir bei stressigen Situationen zwar sehr helfen, doch wenn Du nach so einer Übung direkt wieder zu Deinen alten Atemgewohnheiten zurückkehrst, wirst Du leider keinen langfristigen Effekt erzielen können. Um also generell gelassener zu werden, solltest Du die Art und Weise, wie Du atmest, grundlegend verändern.

So wirkt sich die richtige Atmung positiv auf unser Wohlergehen aus

Unsere Atmung passen wir meist an unseren hektischen, schnelllebigen Alltag an. Wir atmen zu schnell, zu flach und zu hektisch in die Brust, anstatt tiefe, langsame und ruhige Atemzüge in den Bauch zu machen. Unser Gehirn wird dadurch nicht mit ausreichend Sauerstoff versorgt, die Konzentrationsfähigkeit nimmt ab, wir werden müde und genauso gestresst wie unser Atem und können wortwörtlich nicht richtig durchatmen. Außerdem entstehen durch das kurze und flache Atmen Verspannungen im Rücken und im Nacken- und Schulterbereich, die wiederum zu Kopfschmerzen führen können. Wichtige Entgiftungsprozesse, die beim Atmen stattfinden, werden ebenfalls gehindert.

„So du zerstreut bist, lerne auf den Atem achten."

(Gautama Buddha)[17]

Auf den Atem zu achten ist also sehr wichtig, wie Du siehst. Denn durch eine ruhige und tiefe Bauchatmung, werden Deine Zellen mit ausreichend Sauerstoff versorgt, es entsteht kein Mangel und Du wirst automatisch entspannter. Deine Leistungs- und Konzentrationsfähigkeit steigt, mögliche Verspannungen lösen sich, Dein Herz schlägt langsamer und Dein Blutdruck sinkt.

Durch das richtige Atmen lässt Du also regelrecht los. Und zwar nicht nur körperliche Anspannungen, sondern auch emotionale. Denn wenn starke Emotionen wie Wut, Trauer oder Verzweiflung aufkommen, neigen wir oft dazu, diese Gefühle zu verdrängen, indem wir verkrampfen und unsere Atmung kurz und flach halten. Wenn wir jedoch loslassen und uns selbst erlauben, unseren Atem fließen zu lassen, lassen wir auch unsere Emotionen fließen, anstatt sie zu verdrängen.

All die physischen und psychischen Vorteile der richtigen Atmung, führen unweigerlich auch zu mehr Gelassenheit. Denn wer körperlich und geistig loslassen und entspannen kann, der ist automatisch auch gelassener.[Q]

Gewöhne Dir also ab sofort an, nur noch langsam in den Bauch zu atmen. Lege eine Hand auf Deinen Bauch, um zu überprüfen, ob Du richtig atmest. Wenn die Hand sich beim Ein- und Ausatmen hebt und senkt, dann bist Du auf dem richtigen Weg.

Zwei Atemübungen für mehr Entspannung und Gelassenheit

Die erste Atemübung ist eine Pranayama-Übung. Pranayama ist die Vertiefung und Übung des richtigen Atmens und stammt aus dem Yoga.

Für die Übung kannst Du Dich entweder bequem hinsetzen oder hinlegen. Schließe Deine Augen und nimm ein paar tiefe Atemzüge, bevor Du mit der Übung beginnst. Diese dauert etwa zehn Minuten. Anfangs kannst Du sie natürlich auch kürzer gestalten. Sobald Du geübter bist, kannst Du sie hingegen auch verlängern. Höre am besten einfach auf Deinen Körper und mache die Übung so lange, wie es sich für Dich am besten anfühlt.

Nachdem Du ein paar tiefe Atemzüge genommen hast, beginnst Du damit, vier Sekunden lang langsam einzuatmen, kurz zu pausieren und anschließend sechs Sekunden lang auszuatmen. Mache an dieser Stelle erneut eine ganz kurze Pause und atme wieder vier Sekunden lang ein und sechs Sekunden lang aus.

Durch das Verlangsamen Deines Atems, beruhigt sich Dein Herzschlag und die Lunge wird durch das lange Ausatmen komplett entleert, um Platz für neuen, frischen Sauerstoff zu schaffen. Dein Körper fährt runter und Du wirst ruhig und entspannt. Atme am besten immer durch die Nase, da das Ein- und Ausatmen so automatisch noch langsamer und tiefer wird.

Um Dein Gedankenkarussell zu verlassen und dadurch zusätzlich noch entspannter zu werden, solltest Du Dich voll und ganz auf das Zählen konzentrieren. Sobald du merkst, dass Deine Gedanken abschweifen, stelle Dir einfach wieder die Zahl visuell vor, bei der Du stehengeblieben bist und richte Deinen Fokus auf die Zahlen und Deinen Atem.[R]

Du kannst Dir natürlich gerne auch einen schönen, entspannenden Ort vorstellen, während Du die Atemübung machst. Wie wäre es zum Beispiel mit einer verlassenen Wiese im Wald, umgeben von Vogelgezwitscher. Um Dich noch intensiver in diese Situation hineinversetzen zu können, kannst Du das Vogelgezwitscher auch im Hintergrund laufen lassen. Oder Du machst die Übung tatsächlich an so einem schönen Ort, wenn das möglich ist.

Eine weitere Sache, auf die Du Dich während der Übung konzentrieren kannst, ist Dein Körper. Fühle in Dich hinein und finde heraus, wo in Deinem Körper Du den meisten Stress und Druck verspürst. Meist ist es der Hals, die Brust oder der Bauch. Konzentriere Dich auf die jeweilige Körperstelle und atme bewusst in sie hinein, bis sich der Druck langsam löst und Du entspannen kannst.

Die zweite Atemübung ist die Nasenwechselatmung. Wie der Name schon sagt, geht es bei dieser Übung darum, beim Ein- und Ausatmen zwischen den beiden Nasenlöchern zu wechseln. Diese Atemübung sorgt für ein inneres Gleichgewicht, mehr Ruhe, Harmonie und Entspannung.

Setze Dich für die Übung in den Fersensitz, indem Du Dich hinkniest und Deinen Po auf Deinen Füßen ablegst und lass Deinen Rücken gerade. Deine Schultern sollten dabei trotzdem locker und entspannt sein. Konzentriere Dich ein paar Atemzüge lang auf Deine Atmung und fange anschließend mit der Übung an. Deine Augen können dabei gerne geschlossen bleiben.

Bringe nun Deine rechte Hand zu Deinem Gesicht. Lege den Mittelfinger zwischen Deine Augenbrauen, den Zeigefinger an dein rechtes Nasenloch und den Ringfinger an dein linkes. Nimm noch einen letzten, tiefen Atemzug und drücke mit Deinem Zeigefinger anschließend Dein rechtes Nasenloch zu. Atme durch das linke Nasenloch langsam ein und aus und halte es dann mit dem Ringfinger zu. Atme nun durch das rechte Nasenloch langsam ein und aus und schließe es dann wieder mit dem Zeigefinger.

Wiederhole diesen Vorgang auf jeder Seite ungefähr zehn Mal, bevor Du einen letzten tiefen Atemzug nimmst und die Übung damit beendest.[5]

Sobald Du etwas geübter bist, kannst Du die Atemübungen natürlich auch steigern, indem du sie mit der Meditation oder dem Yoga kombinierst. Beim intensiven Sport spielt die Atmung ebenfalls eine große Rolle. Auch hier kannst Du Dich mit etwas Übung reinarbeiten und den Sport mit der richtigen Atmung verbinden.

Ein Tipp, um Dir die richtige Atmung anzugewöhnen

Um Die richtige Atmung in Deinen Alltag zu integrieren und Dich an sie zu gewöhnen, kannst Du Dir anfangs immer wieder verschiedene Wecker stellen, die Dich daran erinnern, in den Bauch zu atmen. Nach einer bestimmten Umgewöhnungszeit wirst Du automatisch richtig atmen können.

Nimm Dir außerdem vor, nicht nur die eben vorgestellten Übungen zu bestimmten geplanten Tageszeiten zu machen, sondern Deinen Atem auch immer wieder zwischendurch zu trainieren. Denn wie gesagt: Um Atemübungen machen zu können, benötigst Du nur Deinen Atem, weshalb das Üben theoretisch immer und überall möglich ist.

Natürlich ist es auch wichtig, Dir wirklich Zeit zu nehmen, um längere, intensivere Übungen bewusst und konzentriert durchführen zu können. Doch auch im Alltag solltest Du die Atemübungen nicht vernachlässigen. Ganz egal, ob in der Bahn, beim Arbeiten, in der Mittagspause oder beim Fernsehen auf dem Sofa. Die folgende Übung ist zum Beispiel ideal für zwischendurch.

Atme dafür vier Sekunden lang durch die Nase ein, halte die Luft sechs Sekunden lang an und atme acht Sekunden lang aus. Wiederhole das Ganze solange, bis Du der Meinung bist, entspannt genug zu sein.

Fazit zur richtigen Atmung

Es ist erstaunlich, wie viel eine kleine Veränderung bewirken kann. Denn einzig und allein dadurch, dass Du die Art und Weise, wie Du atmest, veränderst, kannst Du Deinem gesamten Körper und Geist etwas Gutes tun und ihn gesundheitlich fördern.

Du löst Verspannungen, beruhigst Deinen Herzschlag und senkst Deinen Blutdruck. Dein Körper wird augenblicklich entspannter, sobald Du aufhörst, flach und kurz in die Brust zu atmen und damit beginnst, tiefe und langsame Atemzüge in den Bauch zu machen.

Deinen Emotionen gibst Du die Möglichkeit, durch Deinen Körper zu fließen, anstatt sie zu unterdrücken. Außerdem steigert sich Deine Leistungsfähigkeit und Konzentration, während Dein Stresslevel sinkt und Du gelassener wirst. Und all das nur durch die richtige Atmung, die Du regelmäßig bewusst durch verschiedene Übungen lernen, aber auch immer wieder zwischendurch im Alltag üben kannst.

Das Führen eines Tagebuchs

Was hat es mit dem Führen eines Tagebuchs/Journals auf sich?

Im Laufe des Tages sammeln sich sehr viele Gedanken im Kopf. Oft handelt es sich dabei leider nicht nur um positive Gedanken, sondern hauptsächlich um Ängste und Sorgen. Diese schleppen wir dann den ganzen Tag mit uns herum. Im schlimmsten Fall begleiten uns die Ängste und Sorgen sogar Wochen, Monate oder Jahre.

Ständig negative Gedanken zu haben, die einem durch den Kopf schwirren, ist eine extreme Belastung für die Psyche und verursacht Druck und Stress. Dabei gibt es eine sehr einfache und dennoch effektive Methode, um sich von all dem Ballast im Kopf zu befreien. Und zwar das Aufschreiben dieser ganzen Gedanken.

Im ersten Moment scheint es vielleicht nicht sehr glaubwürdig zu sein, dass die ganzen Gedanken aus Deinem Kopf verschwinden, nur weil Du sie aufschreibst. Aber glaube mir, das funktioniert wirklich!

Die positive Wirkung des Aufschreibens der eigenen Gedanken

Wenn Du mit dem Aufschreiben Deiner Gedanken noch nicht vertraut bist, dann denk doch mal an eine Situation, in der Du all Deine Sorgen an einem Freund oder einer Freundin rausgelassen hast. Wie hast Du Dich danach gefühlt? Hattest Du das Gefühl, weniger belastende Sorgen mit Dir herumschleppen zu müssen und von Deinen negativen Gedanken befreit zu sein?

Denselben Effekt hat auch das Aufschreiben all Deiner Sorgen. Es tut gut, diese einfach mal rauszulassen und auf Papier zu bringen. Und danach fühlt man sich wesentlich sorgenfreier und entspannter. Selbst, wenn sich dadurch natürlich nicht alle Sorgen in Luft auflösen. Obwohl das einige tatsächlich tun.

Viele Sorgen, die wir uns nämlich tagtäglich machen, sind sehr klein und unnötig. Durch das Aufschreiben dieser Sorgen, kannst Du Dich von ihnen befreien. So rauben sie Dir keine Energie mehr, Du hast einen freien und klaren Kopf und kannst Dich auf das Wesentliche in Deinem Leben konzentrieren. Dieses befreiende Gefühl sorgt natürlich auch für eine gelassenere Einstellung.

Du lässt belastende Gedanken los und verarbeitest Deine Sorgen, in dem Du sie niederschreibst. Dadurch wirst Du nicht nur stressfreier, auch Dein Immunsystem wird nachweislich gestärkt. Also profitiert nicht nur Dein Geist vom Tagebuch führen, sondern auch Dein Körper. Studien zufolge kann das Aufschreiben der eigenen Gedanken und Gefühle, sogar Beschwerden bei Erkrankungen wie Arthritis oder Asthma lindern.

Dein Sozialleben profitiert ebenfalls vom Journaling. Durch das Aufschreiben lernst du, Deine Gefühle richtig rauszulassen und auszudrücken, anstatt sie in Dich hineinzufressen, was sich natürlich auch positiv auf Deine Laune und Deine zwischenmenschlichen Beziehungen auswirkt.

Neben dem Notizbuch für all Deine Ängste und Sorgen, solltest Du Dir zum Ausgleich auch ein Notizbuch für die positiven Dinge in Deinem Leben besorgen. Nutze es zum Beispiel als Dankbarkeitstagebuch. Denn wie im Kapitel *„Positive Einstellung"* bereits erwähnt, kann auch das Deine Gelassenheit extrem steigern.

Das liegt daran, dass das Dankbarkeitstagebuch Dir dabei hilft, Dich auf die positiven Dinge im Leben zu konzentrieren und Dir schwarz auf weiß aufzeigt, was in Deinem Leben alles gut läuft. Wir neigen nämlich schnell mal zum Pessimismus und vergessen dabei, wie glücklich wir uns eigentlich schätzen können. Wenn Du merkst, wie viele Dinge es gibt, für die Du tagtäglich dankbar sein kannst, wirst Du feststellen, dass die Dinge oft doch nicht so schlimm sind, wie sie scheinen und dass Du Dich ruhig öfter zurücklehnen und gelassener sein kannst.[T]

So nutzt Du Deine neuen Notizbücher am besten

Kaufe Dir zwei Notizbücher, die Dich optisch ansprechen und nicht zu groß sind, damit Du sie immer mitnehmen und Deine Gedanken auch unterwegs rauslassen kannst. Entscheide Dich für schöne Notizbücher und verziere sie am besten noch ein wenig nach Deinen Vorlieben. Je persönlicher Du die beiden Bücher gestaltest, desto motivierter wirst Du später sein, sie wirklich zu benutzen.

Nimm Dir vor, alles, was Dich über den Tag hinweg beschäftigt, jeden Abend vor dem Schlafengehen aufzuschreiben, um dadurch all Deine Ängste und

Sorgen loszulassen und festzustellen, wofür Du an dem jeweiligen Tag dankbar warst.

Beginne mit dem Notizbuch für Deine Gedanken und Gefühle. Sorge für etwas Ordnung, indem Du vor jedem Eintrag, ganz klassisch das Datum niederschreibst. Das sortiert Deine Beiträge und hilft Dir dabei, sie schneller wiederzufinden, falls Du sie Dir gerne nochmal durchlesen willst.

Sobald Du das Datum notiert hast, solltest Du nicht lange überlegen, sondern einfach anfangen. Schreib einfach drauf los und bringe die Gedanken, die Dir gerade in den Sinn kommen, auf Papier. Falls Du ein sehr perfektionistischer Mensch bist, wäre jetzt der richtige Zeitpunkt, um sich von dem Perfektionismus zu lösen. Denn Deine Sätze müssen weder schön formuliert, noch ordentlich geschrieben sein. Niemand außer Dir wird dieses Journal jemals lesen, weshalb Du Deiner Kreativität freien Lauf lassen kannst und sogar solltest, statt lange zu überlegen. Das Aufschreiben Deiner Gedanken und Gefühle, dient nämlich vor allem dem Zweck, Deine Seele zu befreien.

Wenn Du nicht so gerne schreibst, kannst Du natürlich auch Stichworte benutzen statt ganzer Sätze. Anfangs wird es Dir mit Sicherheit nicht leichtfallen, Deine Gefühle auf Papier zu bringen, vor allem, wenn Du sie normalerweise immer für Dich behältst.

In diesem Fall können Dir verschiedene Metaphern und Vergleiche sehr behilflich sein.

Beispiel: Auf der Arbeit lobt Dein Chef immer nur Deinen Kollegen, obwohl Du viel mehr machst und viel bessere Leistungen erbringst. Du weißt nicht, wie Du das, was Du dabei fühlst, ausdrücken sollst? Wie wäre es mit folgendem Vergleich: *„Ich fühle mich, als würde ich meinem Chef tagtäglich ein aufwendiges Fünf-Sterne-Gourmet-Essen auftischen. Doch er freut sich trotzdem mehr über das lieblos belegte Toastbrot meines Kollegen."*

Farben zu verwenden, um Deine Gefühle zu beschreiben, kann ebenfalls eine tolle Hilfe darstellen. Welche Farbe passt zu Deinem aktuellen Gemütszustand und wo in Deinem Körper sitzt dieses Gefühl? Erkennst Du ein Muster? Musst Du vielleicht immer an die Farbe Rot denken, wenn Du wütend bist und an die Farbe Blau, wenn Du entspannt bist?

Sollten Dir die Worte mal komplett fehlen, dann kannst Du auch versuchen, Deine Gefühlswelt durch das Zeichnen auszudrücken.

Die eigenen Gefühle zu beschreiben, kann echt schwer sein. Doch solche Vergleiche, Metaphern und Zeichnungen, können Dir dabei helfen und kurbeln noch dazu Deine Kreativität an.

Sobald Du mit Deinem Journal-Eintrag fertig bist und das Gefühl hast, Dich *„leergeschrieben"* zu haben, kannst Du Dich Deinem Dankbarkeitstagebuch widmen. Erst solltest Du Deine belastenden Gedanken und Gefühle loslassen, um dann Deine positiven Gedanken mithilfe des Dankbarkeitstagebuchs vertiefen zu können.

Der Eintrag im Dankbarkeitstagebuch wird weniger Zeit in Anspruch nehmen als das Führen Deines Journals. Auch hier kannst Du wieder mit dem Datum beginnen. Schreibe anschließend den folgenden Satz nieder:

Heute bin ich dankbar für...

- ...
- ...
- ...

Zähle in kurzen Sätzen oder Stichpunkten auf, wofür Du heute dankbar bist. Suche nicht nach der einen, überwältigenden, tollen Sache, die am jeweiligen Tag passiert ist, denn sonst wirst Du das Blatt oft leerlassen müssen. Nicht jeder Tag ist aufregend und nicht immer passiert etwas Spektakuläres. Konzentriere Dich also hauptsächlich auf die kleinen Dinge und versuche sie nicht selbstverständlich zu nehmen, sondern beim Aufschreiben wirklich tiefe Dankbarkeit für sie zu empfinden.

Dein Beitrag könnte wie folgt aussehen:

Heute bin ich dankbar für...

- *Den leckeren Kaffee, der mir neue Energie geschenkt hat.*
- *Den langen Spaziergang mit meinem Hund.*
- *Das Lächeln meines Nachbarn, den man eigentlich so gut wie nie lächeln sieht.*
- *Das kurze Telefonat mit meinem Freund/meiner Freundin.*
- *Den 15 Minuten früheren Feierabend.*
- *Das leckere Abendessen, das ich gekocht habe.*
- *Die Zeit mit meiner Familie.*

Wenn Du willst, kannst Du Dir auch ein vorgefertigtes Dankbarkeitstagebuch zulegen, das Du nur noch ausfüllen musst. Falls Du

Deine Einträge etwas lockerer gestalten möchtest, kannst Du die von mir empfohlene Struktur natürlich auch weglassen und ähnlich wie beim Journaling, einfach drauf losschreiben, wofür Du alles dankbar bist.

Das Tagebuchführen kannst Du nach und nach auch vertiefen, indem du irgendwann damit beginnst, das Geschriebene über einen längeren Zeitpunkt hinweg zu analysieren und miteinander zu vergleichen. Gibt es ein bestimmtes Thema, das bereits seit Wochen oder sogar Monaten immer wieder auftaucht und das Du Dir mal genauer anschauen solltest? Gibt es einen roten Faden, der sich durch Deine Beiträge zieht? Erkennst Du irgendein Muster? Hast Du irgendwelche Erkenntnisse oder findest Du Lösungen für Probleme, auf die Du bisher nicht gekommen bist?[U]

Drei Tipps, die das Rauslassen Deiner Gedanken vereinfachen können

Tipp 1: Wenn Du nicht so gerne schreibst und Dich das Schreiben eher stresst, als entspannt, dann kannst Du Deine Gedanken auch rauslassen, indem Du sie mit dem Aufnahmegerät Deines Handys festhältst. Probiere Dich aus und finde eine Methode, die für Dich funktioniert.

Tipp 2: Um gut gelaunt und sorgenfrei in den Tag zu starten, kannst Du Deine Gedanken und Gefühle jeden Morgen auf ein Blatt Papier schreiben, das Papier anschließend zerknüllen und wegschmeißen. Diese Vorgehensweise hat einen positiven Effekt auf die Psyche. Durch das Wegschmeißen des Blattes, schmeißt Du damit auch die aufgeschriebenen Sorgen in den Mülleimer und befreist Dich von ihnen.

Tipp 3: Gib Deinen Büchern einen Namen, um eine größere Verbindung zu ihnen herzustellen und die Lust, sie zu benutzen, zu steigern. Wie wäre es zum Beispiel mit *„Seelenklempner", „Mein Ruhepol" oder „Das No-Stress-Book"?*

Fazit zum Tagebuchführen

Das Führen eines Journals oder Tagebuchs kann Dir dabei helfen, Deine belastenden Gedanken loszulassen und Dich von Deinen Sorgen zu befreien. Es bietet Dir Platz für den Ausdruck all Deiner Gefühle und sorgt dafür, dass Du ruhiger, stressfreier und entspannter wirst.

Das Dankbarkeitstagebuch ist eine tolle Ergänzung zum Journal, weil es Dir hilft, Dich auf das Positive im Leben zu konzentrieren. Es zeigt Dir, dass es weniger Gründe gibt, sich zu stressen, als Du vielleicht denkst. So lernst Du, das Leben mehr wertzuschätzen, Dich auch über Kleinigkeiten zu freuen und gelassener zu sein.

Fange daher am besten heute noch damit an, diese beiden tollen Notizbücher in Deinen Alltag zu integrieren!

Konkrete Ziele und Planung

Worum geht es bei der konkreten Planung?

Manche Menschen stresst es eher, ein Ziel zu haben und dieses mithilfe eines konkreten Plans zu verfolgen, als dass es sie entspannt. Sie fühlen sich durch das Planen in ihrer Freiheit eingeschränkt und dazu gezwungen, etwas zu tun. Das hat einen negativen Einfluss auf die Gelassenheit. Sich falsche Ziele zu setzen oder nicht richtig zu planen, kann ebenfalls stressig werden. Einem Ziel hinterherzurennen, das man eigentlich nicht erreichen will oder falsch zu planen, ist auch alles andere als entspannend.

Solltest Du jedoch zu den Menschen zählen, die sich gerne Ziele setzen und planen, dann könntest Du dieser Vorliebe in Deinem Leben mehr Beachtung schenken, um gelassener zu werden. Viele Menschen haben nämlich keine konkreten Ziele und leben in den Tag hinein, ohne zu wissen, wie die Reise ihres Lebens weitergehen soll. Solange Du zu den Menschen gehörst, die diesen Lebensstil bevorzugen und so am entspanntesten sind, ist das natürlich kein Problem. In diesem Fall erreichst Du ein gelassenes Leben, wenn Du weniger planst und das Leben so nimmst, wie es kommt.

Achte vielleicht das nächste Mal, wenn Du etwas planst oder eine spontane Entscheidung triffst darauf, wie beide Szenarien jeweils auf Dich wirken. Solltest Du Spontanität lieben und Dich durch Planung eingeschränkt fühlen, dann solltest Du damit beginnen, weniger zu planen, um gelassener zu werden. Sollte Dich hingegen das Planen glücklich machen und Dir Sicherheit geben, dann ist das der richtige Weg für Dich.

Welche positive Auswirkung haben Ziele und Pläne?

Ziele helfen Dir dabei, herauszufinden, was Du im Leben wirklich willst und die Planung hilft Dir dabei, das zu erreichen. Wer seine Ziele kennt, hört damit auf, einfach irgendwelche willkürlichen Entscheidungen zu treffen, die er am Ende vielleicht sogar bereut. Stattdessen beginnt er damit, sich voller Überzeugung richtig zu entscheiden. Er geht seinen eigenen Weg und weiß genau, wo dieser endet, statt am Ende des Weges verzweifelt festzustellen, dass er am falschen Ziel angekommen ist. Deine Ziele zu kennen und zu wissen, welchen Schritt Du als nächstes gehen musst, um das jeweilige Ziel zu erreichen, kann also für Sicherheit sorgen.

Ziele und Pläne bieten Dir außerdem die Möglichkeit, selbst über Dein Leben zu entscheiden und die Kontrolle zu übernehmen, anstatt die Dinge einfach passieren zu lassen. Auch das gibt Dir eine gewisse Sicherheit, wodurch Du entspannter durchs Leben gehen kannst.

Dein psychisches Wohlergehen wird ebenfalls positiv beeinflusst. Denn wenn Du weißt, wohin Du willst und wofür Du kämpfst, bist Du automatisch auch motivierter und glücklicher. Wenn etwas auf Deinem Weg passiert, dass vielleicht nicht so toll ist, kannst Du besser damit umgehen und Dich nicht so leicht davon runterziehen lassen, weil Du weißt, dass es sich für Dein Ziel lohnt, diese Hürde zu überwinden. Dadurch bist Du optimistischer und freust Dich umso mehr, wenn Du Dein Ziel erreichst.

Die Sicherheit und Kontrolle sowie der Optimismus und die Motivation, die Du durch die richtige Zielsetzung und Planung erreichst, führen natürlich auch dazu, dass Du Dich zurücklehnen und gelassener durchs Leben gehen kannst.[v]

So schaffst Du es, Dir Ziele zu setzen und Pläne zu erstellen

Die Zielsetzung ist nur der erste Schritt. Denn für das Erreichen der eigenen Ziele, ist die richtige Planung das A und O. Oder um es mit Abraham Lincols Worten zu sagen:

„Gib mir 6 Stunden einen Baum zu fällen und ich werde die ersten 4 mit dem Schärfen der Axt verbringen." [18]

Der erste Schritt ist also die Zielsetzung und der zweite die Planung. Um herauszufinden, welche Ziele im Leben Du hast, kannst Du Dir ein leeres Blatt Papier und einen Stift nehmen und einfach mal alles aufschreiben, was Dir zu diesem Thema in den Sinn kommt. Beziehe dabei verschiedene Bereiche Deines Lebens mit ein wie Dein Privatleben, Dein Berufsleben, Deine zwischenmenschlichen Beziehungen, die Beziehung zu Dir selbst, Deine Familie, Deine Gesundheit und Deine Hobbys. Konnten sich bereits einige Wünsche und Ziele herauskristallisieren?

Werde anschließend konkreter, schreibe die folgenden vier Überschriften auf und schreibe alles nieder, was Dir zu der jeweiligen Überschrift einfällt.

1. Meine Wünsche

Wovon träume ich? Wie stelle ich mir mein Leben vor und wofür will ich es nutzen?

Mache eine kleine Gedankenreise. Schließe Deine Augen und stelle Dir Dein Traumleben vor. Wo lebst Du? Welche Menschen umgeben Dich? Hast Du eine Familie? Welchen Beruf übst Du aus? Wie sieht Dein Alltag aus und wie Dein Kontostand?

Frag Dich auch, was Du als Kind gerne gemacht hast und was Du Dir damals gewünscht hast. Oft vergessen wir unsere Kindheitswünsche über die Jahre, obwohl sie eigentlich noch da sind.

2. Meine Werte

Wie lauten meine Prinzipien? Was für ein Mensch bin ich/will ich in der Zukunft sein?

Frag Dich, was Dir bei Deinen besten Freunden am wichtigsten ist. Welche Charaktereigenschaften sollten sie haben? Ist es Dir wichtig, dass sie gut zuhören können oder dass sie für jedes Abenteuer bereit sind? Willst Du, dass sie sich für ein bestimmtes Thema interessieren und einsetzen?

Die Eigenschaften und Werte, die Du in anderen Menschen suchst, spiegeln meist Deine eigenen wider.

3. Meine Hassliste

Was will ich nie wieder tun müssen?

Zähle nun die Dinge auf, die Du aus Deinem Alltag verbannen und nie wieder tun möchtest. Was fällt Dir ein, das Dich tagtäglich belastet und auf das Du gerne verzichten würdest? Willst Du vielleicht nie wieder um 5 Uhr morgens aufstehen müssen? Möchtest Du damit aufhören, immer so spät ins Bett zu gehen? Steht vielleicht ganz oben auf Deiner Hassliste, dass Du immer so schnell gereizt bist und diese Tatsache nicht gerade für viel Gelassenheit in Deinem Leben sorgt?

4. Meine Ziele

Was genau möchte ich erreichen und erleben? Wie möchte ich mich in meinem Leben weiterentwickeln?

Schaue Dir nun Deine Wünsche, Deine Werte und Deine Hassliste genau an und stelle einen Zusammenhang her. Du weißt nun, was Du Dir im Leben wünschst, welche Werte Dir wichtig sind und was Du auf gar keinen Fall im Leben haben möchtest.

Mithilfe dieser Informationen kannst Du jetzt damit beginnen, Deine Ziele festzulegen. Schreibe all Deine Ziele auf, selbst wenn sie Dir unerreichbar erscheinen. Denn das tun sie im ersten Moment immer. Wenn Du sie hingegen in kleinere Ziele unterteilst, ist es gar nicht mehr so unwahrscheinlich, sie zu erreichen.

Nach dem Brainstorming kannst Du damit anfangen, konkreter zu werden und Deine Ziele auszuformulieren.

Nun folgt Schritt zwei, die Planung: Unterteile dafür Deine großen Lebensziele in viele kleine Zwischenziele und frage Dich, was Du konkret tun musst, um diese zu erreichen. Fange an zu planen. Dabei solltest Du darauf achten, dass Du zum Erreichen eines Zwischenziels, nicht mehr als 90 Tage benötigst. Ein späteres Zeitlimit ist nämlich zu weit entfernt und macht es Dir schwer, am Ball zu bleiben.[W]

Wenn Deine Ziele und Pläne soweit erst mal stehen, musst Du Dir keine Sorgen mehr um Deine Zukunft machen, sondern einfach nur Deine Pläne befolgen. Wenn Du der Typ Mensch bist, dem Ziele und Pläne tatsächlich helfen, wirst Du merken, wie sich Deine Zukunftsängste und Sorgen minimieren werden und Du gelassener durch das Leben gehen wirst.

Ein Beispiel hierfür wäre die Rente: Planlos auf die Rente zu warten und zu hoffen, dass das Geld zum Leben reichen wird, kann einen ganz schön stressen und frustrieren. Wenn Du Dir hingegen klare finanzielle Ziele setzt und einen Finanzplan für Deine Rente erstellst, kannst Du Dich auf diese freuen, anstatt Angst vor ihr zu haben.

Je länger und intensiver Du Dich mit dem Thema Planung beschäftigst, desto größere Ziele und Pläne kannst Du nach und nach erstellen. Fange klein an und steigere Deine Ziele und Pläne immer weiter. Wie wäre es nach einiger Zeit zum Beispiel mit einem 5-Jahres-Plan?

Ein kleiner Tipp, um Deine Ziele leichter zu erreichen

Um einfacher an Deine Ziele zu kommen, solltest Du die sogenannte SMART-Methode als Orientierungshilfe nutzen.

S wie spezifisch: Formuliere Deine Ziele so konkret wie möglich. Das Ziel: *„Ich will abnehmen"* ist sehr unspezifisch, während das Ziel: *„Ich will innerhalb von zwei Monaten, zehn Kilo abnehmen. Hauptsächlich an der Hüfte und am Bauch"*, schon viel konkreter ist.

M wie messbar: Arbeite mit Zahlen und setze Dir Ziele, die messbar sind. Wenn Du Geld sparen willst, dann lege einen genauen Betrag fest, den Du erreichen willst. Wenn Du in Zukunft mehr Bücher lesen möchtest, dann nimm Dir zum Beispiel vor, jeden Monat drei Bücher zu lesen oder jeden Tag zwanzig Seiten.

A wie attraktiv: Formuliere Dein Ziel so attraktiv wie möglich. Zwischen der Formulierung *„Ich muss irgendwie meinen riesigen Schuldenberg loswerden“* und *„Ich will finanziell unabhängig und frei sein“*, liegt ein großer Unterschied. Die zweite Formulierung ist viel positiver und motivierender.

R wie realistisch: Halte Deine Ziele realistisch. Natürlich darfst Du groß träumen. Viele Ziele, die unrealistisch erscheinen, sind doch einfacher zu erreichen, als Du denkst. Du solltest dennoch logisch denken und Dir keine Ziele setzen, die Du nicht erreichen kannst, wie zum Beispiel innerhalb von zwei Wochen so viel zu trainieren, dass Du einen Marathon laufen kannst.

T wie terminiert: Setze Dir Deadlines für Deine Ziele und bleibe auch hierbei realistisch. Ohne Deadline wird es Dir schwerer fallen, Dich zu motivieren, weil Du die Arbeit an Deinem Ziel, so immer wieder verschieben kannst. Zu wissen, dass Du nur eine begrenzte Zeit für das jeweilige Ziel hast, fördert Deine Motivation.[x]

Fazit zur Zielsetzung und zur Planung

Jeder Mensch ist unterschiedlich und während die eine Person am entspanntesten ist, wenn sie einfach in den Tag hineinlebt, braucht die andere mehr Struktur. Wenn auch Du zum letzteren Typ Mensch gehörst, kann Dir die Zielsetzung und Planung extrem dabei helfen, herauszufinden, was Du im Leben willst.

Du stellst fest, wohin Dein Lebensweg Dich führen soll, fängst an, richtige Entscheidungen zu treffen und ergreifst die Macht über Dein eigenes Leben. Das wiederum schafft Dir Sicherheit.

Die Tatsache, dass Du weißt, wie Deine Aufgabe im Leben lautet und wofür es sich immer zu kämpfen lohnt, wirkt sich positiv auf Dein psychisches Wohlergehen aus und Du wirst glücklicher. Dieses Glück in Kombination mit dem Sicherheitsgefühl, führt natürlich auch zu mehr Gelassenheit.

Der Glaube an Dich selbst

Was bedeutet es, an sich selbst zu glauben?

Selbstzweifel und Unsicherheiten sind ganz normal und gehören zum Leben dazu. Sie helfen einem, vorsichtig durchs Leben zu gehen und sich nicht zu überschätzen.

Doch im schlimmsten Fall kann es passieren, dass Deine Selbstzweifel so stark werden, dass sie damit beginnen, Dein Leben zu bestimmen und Dich sehr stark einzuschränken. In so einem Fall helfen sie Dir nicht mehr, sondern setzen Dich nur unter Stress, nehmen Dir Dein Selbstbewusstsein und hindern Dich daran, Dein Leben so zu leben, wie Du es gerne leben würdest.

Deswegen ist es wichtig, Deinen Selbstzweifeln auf keinen Fall die Macht über Dein Leben zu erteilen, sondern Dein Selbstbewusstsein zu fördern und den Glauben an Dich selbst wiederherzustellen.

Doch wie entwickelt man den Glauben an sich selbst? Darauf gibt es leider nicht die eine, richtige Antwort. Denn die Gründe dafür, weshalb jemand nicht an sich selbst glaubt, sind genauso unterschiedlich, wie die Menschen selbst. Deswegen ist es auch an dieser Stelle mal wieder wichtig, erst die Ursache für den geringen Glauben an sich selbst herauszufinden, bevor man damit beginnt, die Symptome zu behandeln.

Nimm Dir am besten ausreichend Zeit für Dich selbst und denke intensiv darüber nach, woher Deine Selbstzweifel kommen könnten. Natürlich wird auch hier bereits vieles in der Kindheit geprägt und Du wirst die Antwort auf diese Frage nicht beantworten können, indem Du mal eben 20 Minuten darüber nachdenkst. Trotzdem bin ich mir sicher, dass Dir so einige Situationen und Menschen einfallen werden, die dafür gesorgt haben, dass es Dir heutzutage schwerfällt, an Dich zu glauben.

So wirkt sich der Glaube an Dich selbst auf Dein Wohlergehen aus

Durch den Glauben an Dich selbst, verschwinden all die Sorgen und Ängste, die Du Dir immer machst. Denn wieso sollte jemand, der weiß, dass er alles schaffen kann, sich stressen und unter Druck setzen? Du hörst auf, immer alles zu hinterfragen und traust Dich, Dinge zu machen, die Du Dich sonst niemals getraut hättest. Dabei fragst Du Dich auch nicht, was andere Menschen von Dir denken könnten, weil Du keine Bestätigung von außen benötigst, um Dich gut zu fühlen, sondern selbst für dieses gute Gefühl sorgen kannst. Das führt natürlich auch zu weniger Stress. Und weniger Stress zu haben, entspannt nicht nur Deine Psyche und bringt Dich aus Deinem Gedankenkarussell heraus, sondern ist, wie Du bereits weißt, auch unfassbar wichtig für Deine körperliche Gesundheit.

Doch der Glaube an Dich selbst verändert nicht nur in Deinem Inneren etwas, sondern auch in Deiner Außenwelt. Denn natürlich merken auch Deine Mitmenschen, wenn Du selbstbewusst bist. Sie fangen an, Dich schneller wahr- und ernst zu nehmen, suchen den Kontakt zu Dir und hören auf Deine Meinung. Gerade für Deine Karriere ist das sehr vorteilhaft und sorgt für mehr Erfolg im Berufsleben.

Generell läuft nicht nur Dein Berufsleben durch den Glauben an Dich selbst besser, sondern Dein Leben im Allgemeinen. Du traust Dich mehr Dinge, zögerst seltener, nimmst Deine Ziele in die Hand und baust Dir Dein Traumleben auf, weil Du weißt, dass Du das kannst. Und selbst wenn mal was nicht klappt, zweifelst Du nicht an Dir und kommst schnell darüber hinweg.

Dieses Selbstvertrauen, das zu einem sorgenfreieren, gesünderen und glücklicheren Leben führt, bringt natürlich auch mehr Gelassenheit mit sich.[Y]

Ein paar Anregungen, um den Glauben an Dich selbst zu steigern

Damit Du eine Ahnung davon bekommst, wie Du den Glauben an Dich selbst wiedererlangen kannst, habe ich hier ein kleines Beispiel für Dich: In Deiner Kindheit gab es immer Ärger bei schlechten Noten, jedoch kein Lob bei guten. Dadurch ist bei Dir der Eindruck entstanden, dass Du ein Versager bist und nie etwas richtig machst. Du schimpfst nun ebenfalls immer mit Dir, wenn Du etwas nicht so gut kannst, lobst Dich aber nie für Deinen Erfolg. Ändere das! Nimm Dir von nun an vor, Dinge, die schief gelaufen sind, zu akzeptieren und Dich nicht dafür zu verurteilen. Lobe Dich stattdessen für Dinge, die Du gut gemacht hast, umso mehr.

Je nachdem, was die Ursache für den fehlenden Glauben an Dich selbst ist, wirst Du lernen müssen, Dich von der Meinung anderer Menschen freizumachen, nein zu sagen, Dir selber wieder zu vertrauen und Deine Ängste zu überwinden. Was es auch kostet, es lohnt sich, für den Glauben an Dich selbst zu kämpfen. Denn durch ihn wirst Du wieder selbstbewusster, sorgenfreier, voller Vertrauen und dadurch auch gelassener.

Neben der Suche nach der Ursache für Dein mangelndes Selbstbewusstsein und der individuellen Lösungsfindung, kannst Du natürlich auch konkrete Übungen in Deinen Alltag einbauen, um selbstbewusster zu werden. Die folgenden zwei Übungen, stellen somit einen guten Anfang dar:

Übung 1: Für diese Übung benötigst Du ein leeres Blatt Papier, einen Kugelschreiber und einen grünen, gelben und roten Buntstift. Teile das Blatt mit dem Kugelschreiber in 30 x 30 gleichgroße Kästchen ein. Male nun die ersten zehn Kästchen grün, die nächsten zehn Kästchen gelb und die letzten zehn Kästchen rot an (waagerecht von links nach rechts). Kleiner Tipp: Du kannst die Tabelle auch in Dein Tagebuch oder Journal zeichnen, so hast Du sie immer bei Dir.

Nimm Dir vor, von nun an besonders darauf zu achten, wenn Du etwas Negatives denkst oder zu Dir selbst sagst. Stoppe Dich, sobald Dir Sätze wie: *„Ich kann das nicht"* oder *„Ich bin nicht gut genug"* in den Sinn kommen. Sobald so ein Gedanke auftaucht, setzt Du ein Kreuz in das erste grüne Kästchen. Beim nächsten negativen Gedanken kreuzt Du das zweite Kästchen an.

Sobald Du zehn Mal etwas Schlechtes über Dich gesagt oder gedacht hast, kommst Du in den gelben Bereich. Nach zwanzig Malen gelangst Du in den roten. Dein Ziel ist es, im grünen Bereich zu bleiben und Deine negativen Gedanken und Aussagen soweit es geht zu reduzieren. Ersetze negative

Aussagen durch positive und ermutige Dich, indem Du Dir sagst: *„Ich kann das“* oder *„Ich bin gut genug“*.

Mache diese Übung einen Monat lang und beobachte Deine Fortschritte. Wie viele Kästchen musstest Du am ersten Tag ankreuzen und wie viele am dreißigsten?[7]

Übung 2: Bei dieser Übung geht es darum, positive Aussagen Dir selbst gegenüber zu fördern. Nimm Dir für die Übung täglich fünf Minuten Zeit.

Stelle Dich vor einen Spiegel, lächle Dich an und beginne damit, Dir positive Dinge zu sagen und Dir selbst Komplimente zu machen. Fange mit einfachen Aussagen an. Wenn Du zum Beispiel sowieso schon der Meinung bist, dass Du ganz gut kochen kannst, dann setze an dieser Stelle an und lobe Deine Kochkünste.

Nach und nach kannst Du Dich steigern und Dich auch für Eigenschaften und Fähigkeiten loben, die Du nicht magst oder verneinst. Das kann sich auch auf Dein Äußeres beziehen. Wenn Du Deine Nase überhaupt nicht magst, dann mach Dir selbst ein Kompliment für Deine Nase.

Anfangs werden sich die netten Dinge und Komplimente falsch anfühlen und Du wirst Dir selbst vielleicht sogar nicht glauben können. Mit der Zeit wirst Du den positiven Aussagen jedoch immer mehr Glauben schenken und dadurch selbstbewusster werden.[A1]

Wenn Du Dich mit den Übungen vertraut gemacht hast und langsam aber sicher einen Fortschritt bemerkst, kannst Du noch einen Schritt weiter gehen. Ein mangelndes Selbstbewusstsein verstärkt sich beim Kontakt zu anderen Menschen nochmal mehr, weil man sich dann noch unsicherer fühlt als alleine und sich viel mehr Gedanken macht.

Deswegen wäre der nächste Schritt, Dein Selbstbewusstsein im Zusammenhang mit anderen Menschen zu üben. Gewöhne Dir also an, in der Gegenwart von anderen Menschen mehr aus Dir herauszukommen, auch wenn es Dir schwerfällt. Das schaffst Du zum Beispiel, indem Du Deinem Gesprächspartner von nun an immer in die Augen schaust, auf eine aufrechte Körperhaltung achtest und laut und deutlich redest.

Überwinde Dich in diesem Zusammenhang außerdem zu mehr Dingen. Beginne mit einfachen Herausforderungen und steigere Dich immer mehr. Während Deine erste Herausforderung zum Beispiel lauten könnte, jemanden nach der Uhrzeit oder dem Weg zu fragen, könnte die zwanzigste Herausforderung lauten, eine Rede vor einem größeren Publikum zu halten.

Zwei Tipps zum Schluss

Tipp 1: Beginne damit, in regelmäßigen Abständen etwas zu machen, das Du schon immer mal machen wolltest, Dich bisher jedoch nie getraut hast. Baue immer wieder kleine Mutproben in Dein Leben ein und mache die Dinge, auch wenn Du Angst hast.

Vielleicht hast Du ja bereits eine Bucket-Liste, die seit Jahren verstaubt und keines Blickes gewürdigt wird. Was steht auf dieser Bucket-Liste? Das kann zum Beispiel ein Bungee-Sprung oder eine Reise sein. Warte nicht länger, sondern traue Dich, diese Dinge zu tun. Denn jedes Mal, wenn Du es schaffst, Dich zu überwinden und etwas zu tun, das Deinen Mut erfordert, steigt der Glaube an Dich selbst immer mehr.

Tipp 2: Stärke Deine Stärken und schwäche Deine Schwächen. Konzentriere Dich auf Deine Stärken und versuche, an ihnen zu arbeiten, anstatt Deinen Fokus auf Deine Schwächen zu legen und diese verbessern zu wollen.

Nutze Deine Stärken, um einen sinnvollen Beitrag auf dieser Welt zu leisten. Überlege, was Du gut kannst und setze es ein, um die Welt ein kleines bisschen besser zu machen. Das Gefühl, gebraucht zu werden und einer sinnvollen Tätigkeit nachzugehen, stärkt Dein Selbstbewusstsein und den Glauben an Dich selbst.

Fazit zum Glauben an Dich selbst

Durch den Glauben an Dich selbst wirst Du im Alltag entspannter, verspürst weniger Druck und Stress und hast weniger Ängste und Sorgen. Du weißt, dass du alles schaffen kannst, was Du Dir vornimmst, weil Du Dir selbst vertraust und an deine Fähigkeiten glaubst.

Dadurch wird dir auch die Meinung anderer Menschen immer unwichtiger, weil du weißt, dass Deine Meinung am wichtigsten ist und dass Du am besten weißt, was gut für Dich ist. Die Bestätigung Deiner Mitmenschen brauchst Du nicht mehr, weil Du Dir diese Bestätigung selbst geben kannst.

Die Entspannung und die Stressreduktion wirken sich positiv auf Deinen Körper und Geist aus und Du wirst gelassener. Deswegen ist es auch so wichtig, den Glauben an Dich selbst zu fördern und Dein Selbstbewusstsein wiederherzustellen.

(Bonusübung): Die PMR Methode

Eine sehr effektive Entspannungsmethode kann die Methode *„Progressive Muskelrelaxion“* (PMR) von dem amerikanischen Arzt Jacobson sein. Bei der Übung geht es darum, jede Körperstelle nacheinander anzuspannen und wieder zu entspannen. Durch den ständigen Stress spannen sich unsere Muskeln an. Durch die Entspannung der Muskeln, können wir wiederum Stress abbauen, weshalb sich die PMR positiv auf die Gelassenheit auswirkt.

Leg Dich auf Deinen Rücken und mach es Dir bequem. Leg Deine Arme entspannt neben Dich und lass Deine Beine locker. Schließe Deine Augen und mache ein paar tiefe Atemzüge. Lass jegliche Anspannungen beim Ausatmen aus Deinem Körper entweichen.

Beginne mit Deinem rechten Arm. Balle die Hand zu einer Faust und drücke 10 Sekunden lang, so fest Du kannst, zu. Lasse anschließend los und Deine Hand komplett locker. Zähle bis 30 und achte bewusst darauf, wie sich Deine lockere Hand nun anfühlt.

Weiter geht es mit Deinem Unterarm. Spanne diesen wieder 10 Sekunden lang ganz fest an und lasse dann für die nächsten 30 Sekunden locker. Nun folgt Dein Oberarm. Sobald du diesen 10 Sekunden lang angespannt und 30 Sekunden lang lockergelassen hast, widmest Du Dich Deinem linken Arm.

Nach Deinen beiden Armen folgen Dein Kopf und Dein Gesicht. Lege Deinen Fokus zuerst auf Deinen Hinterkopf, dann auf Deine Stirn, auf Deine Nase und auf Deinen Kiefer und gehe dann über zu Deinen Schultern, Deinem oberen Rücken, Deinem unteren Rücken, Deiner Brust und Deinem Bauch.

Mit dem Oberkörper bist Du nun fertig und kannst Dich Deinem Unterkörper widmen. Spanne zuerst Deine Zehen am rechten Fuß für 10 Sekunden an und lass anschließend 30 Sekunden lang locker. Gehe weiter zu Deiner Wade und zu Deinem Oberschenkel und wiederhole das Ganze mit dem linken Bein. Spanne zum Schluss noch Deine Pobacken an.

Um die PMR zu beenden, kannst Du nochmal von Kopf bis Fuß jede Körperstelle durchgehen und überprüfen, ob Du an den jeweiligen Stellen wirklich entspannt bist. Solltest Du irgendwo noch eine Anspannung bemerken, kannst Du die Stelle nochmal für 10 Sekunden anspannen und anschließend lockerlassen.

Nimm ein paar tiefe Atemzüge und streck Dich nochmal so richtig, bevor Du die Übung beendest und Dich wieder Deinem Alltag widmest.[B1]

Du kannst die Übung steigern, indem Du die sie mit der Autosuggestion kombinierst. Bei der Autosuggestion geht es darum, Dir immer wieder selbst, entspannende Sätze zu sagen, damit Dein Unterbewusstsein diese abspeichern und verinnerlichen kann. So ähnlich, wie mit den Glaubenssätzen also.

Damit die Autosuggestion am besten funktioniert, sollte Dein Körper komplett entspannt sein. Und da er das bei der PMR ja ist, bietet sich die Möglichkeit an, die beiden Entspannungsübungen miteinander zu kombinieren. Denn Autosuggestion kann Dir dabei helfen, Stress abzubauen, Schlafstörungen in den Griff zu bekommen und Kopfschmerzen, Bluthochdruck und Verdauungsbeschwerden zu lindern.

Je nachdem, welches Ziel Du bei der jeweiligen Autosuggestion verfolgst, kannst Du Dir vor der PMR bestimmte autosuggestive Sätze raussuchen, die Du während der Übung immer wieder wiederholst.

Wenn Du beispielsweise Deinen hektischen Atem beruhigen willst, kannst Du Dir immer wieder sagen: *„Ich atme tief, langsam und entspannt."*

Möchtest Du hingegen ein Gefühl der Wärme erzeugen, dann könnte Dein Satz lauten: *„Mein Körper ist ganz warm und ich fühle mich wohl."*

Natürlich kannst Du im Hintergrund auch ein Autosuggestions-Video laufen lassen und den Worten des Sprechers zuhören, statt Dir die Sätze selbst zu sagen. Je nachdem, was sich für Dich am besten anfühlt.[C1]

Gelassenheit in verschiedenen Lebenssituationen

Jetzt, wo Du verschiedene, effektive Methoden kennst, die Dir dabei helfen können, gelassener zu werden, kannst Du damit beginnen, diese zu üben und in Deinem Alltag anzuwenden. Die Methoden zu kennen und zu können, bringt Dir natürlich nur etwas, wenn Du sie auch tatsächlich verwendest. Ansonsten verlieren sie ihren Zweck.

Doch in welchen Lebenssituationen können wir alle mehr Gelassenheit gebrauchen? Vielleicht ging es Dir bisher hauptsächlich darum, generell gelassener zu werden und Du hast gar nicht darüber nachgedacht, welche Bereiche in Deinem Leben, mehr Gelassenheit konkret verbessern würde.

Ich stelle Dir nun vier große Lebenssituationen vor, die Du dank einer gelassenen Einstellung besser meistern wirst und erkläre Dir, wie Du Dich in der jeweiligen Situation am besten verhalten solltest, um auch wirklich gelassen zu bleiben. Vielleicht wird Dir der eine oder andere Tipp ja weiterhelfen.

Gelassenheit im Alltag

Wir kennen das alle: Man kommt nach einem anstrengenden Tag nach Hause, die Wäsche muss noch gemacht werden, das Geschirr ist nicht gespült und Hunger hat man auch noch. Von Gelassenheit ist in so einer Situation wenig zu sehen. Und dann fehlt nur noch eine Kleinigkeit, die das Fass zum Überlaufen bringt. Ein Glas fällt zum Beispiel runter und man fängt an, vor Wut zu kochen.

Wenn man sowieso schon gestresst ist, dann reichen oft alltägliche Kleinigkeiten, die man eigentlich ganz entspannt regeln könnte, bereits aus, um einen komplett aus der Ruhe zu bringen.

Damit so etwas nicht passiert und Du Deinen Alltag ganz gelassen und entspannt meistern kannst, ist es wichtig, Deine Einstellung zu solchen potenziellen Stresssituationen zu ändern. Hierfür ist ein klarer Blick das A und O.

Sobald Du merkst, dass Dich Dein Alltag mal wieder stresst, solltest Du versuchen, rational und lösungsorientiert zu denken, anstatt vor Wut zu kochen. Denn der Stress nützt Dir in so einer Situation gar nichts. Letztendlich musst Du so oder so noch die Wäsche machen, das Geschirr spülen und etwas kochen. Ob Du all das machst, während Du wütend und gestresst bist oder gelassen und entspannt, ändert nichts an der Tatsache, dass Du diese Aufgaben noch erledigen musst.

Also ist es doch sinnvoller und logischer, gelassen an die Sache ranzugehen. Um etwas runterzukommen, kannst Du zum Beispiel eine der zehn

Methoden für mehr Gelassenheit anwenden, Dir anschließend beruhigende Musik anmachen und die Aufgaben nach und nach ganz in Ruhe erledigen. Gönn Dir zwischendurch gerne mal eine kleine Pause, die Du auch mit einer kurzen Meditation füllen kannst.

Denn wie gesagt: Erledigen musst all die Aufgaben so oder so. Doch es liegt in Deiner Hand, zu entscheiden, ob Du das rational und gelassen tust oder Dein Stresslevel unnötigerweise erhöhst.

Kleiner Tipp: Wenn Du im Alltag merkst, dass Dich irgendetwas besonders stresst und Dich aus der Ruhe bringt, dann kümmere Dich nicht sofort um die jeweilige Sache, sondern drücke auf Pause. Atme tief durch und zähle langsam und ruhig bis 20. Du wirst merken, wie Dich das beruhigen wird. Nachdem du fertiggezählt hast, kannst Du Dich in Ruhe der Sache widmen, die Dich gerade noch aus der Bahn geworfen hat.

Gelassenheit im Beruf

Im beruflichen Leben kommt es nicht selten aus verschiedensten Gründen zu stressigen Situationen. Gerade weil immer schneller und effizienter gearbeitet werden soll, entsteht oft Druck.

Es gibt viele verschiedene Szenarien, die Stress und Druck auslösen können. Entweder ist zum Beispiel der Chef wütend, weil er unter Zeitdruck steht und lässt diese Wut an Dir aus. Oder der Chef verlangt von Dir, dass Du viel zu viel arbeitest, in einer viel zu kurzen Zeit. Oder all die Arbeit bleibt an Dir hängen, weil Deine Kollegen nicht so fleißig sind wie Du. Oder diese Kollegen haben schlechte Laune und lassen sie an Dir aus. Oder aber die Arbeit, der Du nachgehst, ist generell einfach unfassbar anstrengend, unabhängig davon, wie gut Du mit Deinem Chef und den Kollegen klarkommst.

All das macht es einem alles andere als einfach, gelassen zu bleiben und sich nicht aus der Ruhe bringen zu lassen. Doch genau das ist unfassbar wichtig. Oder um es mit den Worten des Schriftstellers John Steinbeck zu sagen:

„Die Kunst des Ausruhens ist ein Teil der Kunst des Arbeitens."[19]

Doch wie löst Du diese Anspannungen am Arbeitsplatz und schaffst Platz für Ruhepausen und Gelassenheit? Fest steht, dass Du nicht für den Stress Deiner Kollegen und Deines Chefs verantwortlich bist und Dich daher auf

Dich konzentrieren solltest. Durch den richtigen Umgang mit den Menschen und Situationen am Arbeitsplatz, wirst Du es schaffen, gelassener zu werden.

Um den ganzen Arbeitsstress nicht an Dich ranzulassen, solltest Du lernen, berufliche und private Angelegenheiten richtig voneinander zu trennen. Versuche von nun an, es nicht persönlich zu nehmen, wenn jemand bei der Arbeit seinen Frust an Dir ablässt. Denn wer so etwas tut, hat meist viele eigene Probleme, mit denen er einfach nicht umgehen kann. Statt also wütend auf die jeweilige Person zu reagieren, könntest Du versuchen, Mitgefühl für sie zu empfinden. Denn wer tagtäglich seine Mitmenschen runtermachen muss, dem geht es offensichtlich überhaupt nicht gut. Das hat nichts mit Dir persönlich zu tun.

Eine weitere Sache, die Dein Arbeitsleben gelassener gestalten kann, ist die Planung, sofern Du der Typ dafür bist. Zu wissen, wie viel Zeit Du für Deine Aufgaben benötigst und daraus zu schließen, ab wann Du keine weiteren Aufgaben mehr annehmen kannst, ist unfassbar hilfreich. Doch Zeitmanagement funktioniert natürlich nur, wenn Du Dich an Deine eigenen Grenzen hältst und diese auch klar kommunizierst. Lerne *„nein"* zu anderen und *„ja"* zu Dir selbst zu sagen.

Sollte Dein Stresslevel trotz dieser Lösungsvorschläge nicht sinken, weil Dein Job so nervenaufreibend ist, könnte die beste Lösung vielleicht sogar sein, den Arbeitsplatz zu wechseln. Das hört sich im ersten Moment nach einer drastischen Maßnahme an. Doch im Endeffekt musst Du abwägen, ob sich dieser Aufwand für Dich lohnt, um in ein angenehmeres, gelasseneres Arbeitsmilieu zu wechseln und dadurch glücklicher zu werden. Es hat bereits vielen Menschen geholfen, den alten Job an den Nagel zu hängen und mit etwas Neuem anzufangen. Wenn Du wirklich keine Ruhe bei Deiner Arbeit findest und Dich bereits der Gedanke daran nervös macht, solltest Du diesen Schritt in Betracht ziehen.

Ein kleiner Trick zum Schluss: Versuche jedes Mal, sobald Du Deinen Arbeitsplatz betrittst, in die Rolle des Arbeitenden zu schlüpfen und die Rolle der Privatperson zu verlassen. Wenn Du bewusst in diese Rolle schlüpfst, wird es Dir leichter fallen, Dein privates Leben von Deinem Arbeitsleben zu trennen und nicht so viel an Dich ranzulassen.

Gelassenheit in der Beziehung

In zwischenmenschlichen Beziehungen treten oft Meinungsverschiedenheiten und unterschiedliche Verhaltensweisen auf. Das ist ganz normal, denn wir alle sind nun mal nicht gleich. Es wäre ja auch langweilig, wenn das so wäre. Wichtig ist nur, zu lernen, mit diesen Meinungs- und Verhaltensunterschieden umzugehen, um für mehr Gelassenheit in den Beziehungen zu sorgen.

Das ist gar nicht so einfach. Denn nervige Angewohnheiten, unterschiedliche Prioritäten im Leben und gegensätzliche Meinungen zum Leben, machen es oft zu einer Herausforderung, zwischenmenschliche Beziehungen voller Gelassenheit zu pflegen.

Gerade Pärchen, die zusammenleben und nach und nach merken, in wie vielen Punkten sie sich eigentlich unterscheiden, haben es nicht immer leicht. Dazu kommen dann natürlich auch noch Themen wie Eifersucht, Treue und so weiter.

Wie Du siehst, gibt es viele Bereiche, in denen es bei Beziehungen zu Reibungen und Konflikten kommen kann. Um in solchen Situationen lösungsorientiert zu handeln und Gelassenheit in eine Beziehung zu bringen, ist eine Sache am wichtigsten: die Kommunikation. Das folgende Zitat bringt es auf den Punkt:

„Bei einem Konflikt ist der Wunsch, ernst genommen zu werden, auf beiden Seiten gleich groß.“

(Dr. Marshall B. Rosenberg, Psychologe und Entwickler des Konzeptes der Gewaltfreien Kommunikation)[20]

Auf Augenhöhe zu kommunizieren, dem anderen zuzuhören, seine Bedürfnisse wahrzunehmen und ihn ernst zu nehmen, ist das A und O, wenn es darum geht, eine gesunde und gelassene Beziehung zu führen. Ganz egal, ob diese Beziehung romantisch oder freundschaftlich ist.

Hierfür eignet sich eine Übung besonders gut. Sobald Du merkst, dass es zwischen Dir und einer anderen Person immer mehr Streit und Konflikte gibt, solltet ihr euch einmal die Woche 40 Minuten Zeit nehmen und diese Übung durchführen:

Setzt euch einander gegenüber und schaut euch in die Augen. Einer von euch beginnt nun damit, dem anderen zehn Minuten lang alles zu sagen, was ihm auf dem Herzen liegt. Der andere hört aufmerksam zu, darf aber nicht sprechen. Die nächsten zehn Minuten spricht nun der andere, während sein Gegenüber ihm ebenfalls aufmerksam zuhört, ohne ihn zu unterbrechen.

Nun ist wieder die erste Person an der Reihe. Sie hat diesmal fünf Minuten Zeit, um auf das Gesagte Ihres Gegenübers einzugehen und Dinge zu ergänzen, die sie in der ersten Runde vergessen hatte. Die nächsten fünf Minuten nutzt die zweite Person genauso.

Die letzten zehn Minuten werden genutzt, indem wieder die erste Person ihrem Gegenüber verrät, was sie an ihm schätzt und ihm Komplemente macht. Das Gleiche passiert dann nochmal andersrum.

Wichtig ist, die Übung mit den positiven Dingen und den Komplimenten zu beenden, damit ihr nicht im Streit auseinandergeht. Was ebenfalls wichtig ist, ist die Art, wie ihr beide euch ausdrückt. Vermeidet Anschuldigungen und Sätze wie: *„Du machst mich wütend, weil…“* Formuliert eure Gedanken lieber folgendermaßen: *„Ich fühle mich wütend, weil…“*

Sprecht darüber, wie es euch geht, anstatt den anderen für seine Taten zu verurteilen.

Auch an dieser Stelle möchte ich Dir gerne den Tipp geben, bei einem entstehenden Streit auf Pause zu drücken und nicht sofort auf das, was Dich wütend macht, zu reagieren. Sobald Du merkst, dass ein Streit entsteht, ist es sinnvoll, eine Auszeit einzulegen, damit sich alle Beteiligten beruhigen können. So könnt ihr dann ein entspanntes, rationales und lösungsorientiertes Gespräch führen, um den Konflikt zu lösen, anstatt euch einfach nur sinnlos anzuschreien, zu verletzen und alles nur noch schlimmer zu machen.

Inspiration durch die glücklichsten Menschen der Welt

Wo leben die glücklichsten Menschen der Welt?

Wenn Du im Internet nach den glücklichsten Ländern der Welt suchst, wirst Du viele verschiedene Ranglisten finden, die meist die zehn glücklichsten Länder aufzeigen. Alle Ranglisten unterscheiden sich ein wenig voneinander. Doch auf Platz eins ist so gut wie immer ein bestimmtes Land zu finden: Finnland.

Finnland gilt also als das glücklichste Land der Welt. Und wenn man sich mal etwas genauer mit diesem Land auseinandersetzt, versteht man auch, warum das so ist. Finnland hat nämlich ein sehr gutes Bildungssystem und wenig Arbeitslosigkeit. Diese beiden Punkte hängen mit Sicherheit zusammen.

Doch was genau ist das Besondere am finnischen Bildungssystem? In Finnland wird sehr viel Wert darauf gelegt, den Bildungsweg für Lehrer und Schüler so angenehm wie möglich zu gestalten. Das beginnt bereits damit, dass die Kinder in der Schule Hausschuhe tragen und ihre Lehrer duzen, anders als das zum Beispiel in Deutschland der Fall ist. Durch das Duzen werden die Lehrer mit den Schülern auf eine Wellenlänge gebracht, sodass kein Machtgefälle entsteht und sich alle miteinander auf Augenhöhe verständigen können.

Doch nicht nur das Machtgefälle zwischen Lehrern und Schülern wird reduziert, auch für die Gleichbehandlung und Gleichberechtigung aller Schüler wird gesorgt. Inklusion spielt im finnischen Schulsystem daher eine große Rolle. So gehen alle Schüler, unabhängig von den Leistungen oder irgendwelcher Beeinträchtigungen, in die gleiche Klasse. Noten werden erst ab der achten Klasse vergeben.

Für ein allgemeines Wohlergehen in finnischen Schulen, sorgen auch die kurzen Schultage und die vielen Pausen. Dass der Beruf des Lehrers in Finnland genauso wertgeschätzt wird, wie der Beruf des Arztes in anderen Ländern, ist ebenfalls ein Pluspunkt für eine ausgezeichnete Bildung der Schüler.

Diese Bildung erhalten dank der finanziellen Unterstützung aller Schulen auch Kinder aus Familien mit einem geringen Einkommen, sodass jeder eine Chance auf einen guten Schulabschluss bekommt. Dieser wiederum führt zu einem guten Berufsweg, welcher für eine finanzielle Sicherheit sorgt. Das durchschnittlich hohe Einkommen in Finnland gewährt einem diese Sicherheit umso mehr.

All diese Faktoren führen logischerweise auch zu wenig Arbeitslosigkeit, die in Finnland herrscht. Und diese wiederum verringert die Kriminalitätsrate.

Doch nicht nur der Bildungs- und Arbeitsbereich macht Finnland zum glücklichsten Land der Welt. Die Natur spielt ebenfalls eine wichtige Rolle.

Lange Tage im Sommer mit viel Sonnenlicht, beeindruckende Nordlichter und eine wunderschöne Landschaft mit wenig Verschmutzung, findest Du in Finnland. Es gibt viele Orte, um mal so richtig zu entschleunigen und dem stressigen Alltag zu entfliehen. Der Großstadtlärm wird durch Vogelgezwitscher und das Rascheln der Bäume ersetzt, die Lungen füllen sich mit frischem Sauerstoff und man kann ganz in Ruhe das Alleinsein genießen.

Natürlich ist auch in Finnland nicht alles nur positiv. Es wird zum Beispiel viel Alkohol konsumiert und die langen, hellen Sommertage, haben wortwörtlich ihre Schattenseiten. Denn während es im Sommer so gut wie nie dunkel ist, ist es aufgrund der langen Nächte im Winter kaum hell. Und das führt schnell zur bekannten Winterdepression.

Doch die positiven Aspekte scheinen zu überwiegen, sonst wäre Finnland ja auch nicht an erster Stelle der Rangliste.

Platz zwei bis Platz fünf teilen sich, je nach Rangliste, die Länder Dänemark, Norwegen, Island, Schweden und die Schweiz. Doch was haben all diese Länder gemeinsam?

Abgesehen von der Schweiz, sind die glücklichsten Länder der Welt, nordeuropäische Länder. Und da Nordeuropa für das hohe Einkommen, eine zufriedenstellende Politik, wenig Korruption, viele Freiheiten, ein gutes soziales Netz und eine atemberaubende Natur bekannt ist, ist es kein Wunder, dass hier die glücklichsten Länder der Welt liegen. Die Schweiz erfüllt all diese Kriterien ebenfalls, weshalb auch sie sich die ersten Plätze mit den nordeuropäischen Ländern teilen darf.

Was können wir daraus lernen?

Die glücklichsten Länder der Welt sind also sehr sichere und schöne Länder. Daraus lässt sich schließen, dass ein Mensch dann am glücklichsten ist, wenn er viel Sicherheit und trotzdem Freiheit in seinem Leben hat. Und dass bei all der Digitalisierung und dem Leben im Internet, immer noch die Natur am wichtigsten ist, um glücklich und gelassen zu sein, ist ebenfalls keine Frage.

Mehr Sicherheit und Natur kannst Du in Deinem Leben natürlich auch selbst kreieren, wenn Du merkst, dass das Deine Gelassenheit positiv beeinflusst. Beispielsweise, indem Du Deinen instabilen Job durch einen sicheren tauschst oder die Großstadt verlässt und aufs Land ziehst.

Die Maßnahmen für ein gelasseneres Leben, müssen jedoch nicht unbedingt so drastisch sein. Du musst nicht Dein Leben von heute auf morgen umkrempeln, um beispielsweise so gelassen zu werden, wie die Finnen. Jedoch kannst Du Dir einige Punkte von ihnen abschauen und diese in Deinen Alltag integrieren.

Falls Du selbst Kinder hast, könntest Du zum Beispiel überlegen, ob Du ihnen einen ähnlichen Bildungsweg wie in Finnland anbieten kannst. Die Philosophie der Waldorfschule überschneidet sich beispielsweise an vielen Stellen mit der Philosophie des finnischen Schulsystems.

Wenn Du selbst noch in einer Ausbildung oder am Studieren bist, könntest Du versuchen, Dir die Leichtigkeit der Finnen abzuschauen, in dem Du Dir viele Lernpausen nimmst, weniger Wert auf Noten legst und Deine Lernstunden, wenn möglich, etwas verkürzt.

Solltest Du Dich finanziell unsicher fühlen, weil Dein Beruf kein hohes Einkommen hergibt, könntest Du Dich weiterbilden. Zum Beispiel mithilfe eines Fernstudiums, um einen zusätzlichen Abschluss zu erwerben, der Dein Einkommen steigert.

Die Zeit in der Natur könntest Du ebenfalls öfter in Deinen Alltag integrieren und vielleicht sogar feste, regelmäßige Tage festlegen, an denen Du Dein Handy weglegst und Deine Freizeit draußen verbringst.

All das sind natürlich nur Inspirationen, die Dir dabei helfen sollen, einen anderen Blickwinkel einzunehmen und bestimmte Bereiche in Deinem Leben zu verändern. Welche Bereiche das letztendlich sind und wie genau die Veränderung, die Du Dir vornimmst, aussieht, kannst jedoch natürlich nur Du selbst wissen.

Ich hoffe jedoch, dass ich Dir in diesem Kapitel vermitteln konnte, welche kleinen Veränderungen im Alltag bereits zu mehr Gelassenheit führen können und wie Du Deinen Horizont diesbezüglich erweitern kannst. Denn Du kannst Dein Leben selbst in die Hand nehmen und Dir Deine eigene, kleine, glückliche und gelassene Welt kreieren. Und das unabhängig von dem Land, in dem Du lebst.

Schlusswort

Du bist nun am Ende dieses Buchs angekommen und kennst Dich mit dem theoretischen und dem praktischen Teil, der Dir dabei helfen soll, gelassener zu werden, gut aus. Du weißt, wie sich gelassene von gestressten Menschen unterscheiden, weißt, an welchem Punkt bei Deiner Reise zu mehr Gelassenheit Du Dich momentan befindest, was Du alles verändern musst, um Deine Lebensqualität zu verbessern und kennst die Gründe für Ungelassenheit.

Außerdem weißt Du, welche Punkte am wichtigsten sind, wenn es darum geht, gelassener zu werden, welche Wege zu mehr Gelassenheit führen, wie viele verschiedene Methoden es gibt, um die Gelassenheit zu erlernen und wie Du diese in unterschiedlichen Alltagssituationen anwenden kannst.

Du bist nun also bestens darauf vorbereitet, um mit der Umsetzung Deines Wissens zu starten. Denn zu wissen, wie Du gelassener werden kannst, ist die eine Sache. Das Wissen jedoch tatsächlich in die Tat umzusetzen, eine ganz andere.

Also zögere nicht, sondern fange einfach mit einer Methode an, die Dich beim Lesen am meisten angesprochen hat. Denn nur so wirst Du herausfinden, welche Methoden bei Dir funktionieren und welche eher nicht. Glaube an Dich selbst, nimm Dir alle Zeit der Welt und setze Dich nicht unter Druck. Sei nicht enttäuscht, wenn mal etwas nicht so klappt, wie Du es Dir vorgestellt hast. Das ist ganz normal. Schließlich sind wir alle verschieden. Auch wenn das Ziel vielleicht gleich ist, muss jeder seinen eigenen Weg finden, um zu diesem Ziel zu kommen.

Ich bin mir sicher, dass auch Du das schaffen wirst, ganz egal, wie unruhig und stressig Dein Leben momentan auch sein mag. Mit etwas Übung und Geduld wirst Du bald schon einen deutlichen Unterschied merken und viel gelassener durch das Leben gehen. Ich wünsche Dir viel Freude und Erfolg dabei, gelassener zu werden!

Deine

Anastasia Schwarz

„Gelassenheit kann man lernen. Man braucht dazu nur Offenheit, Motivation, ein bisschen Ausdauer und vor allem Bereitschaft, sich von den alten, eingefahrenen Bahnen zu lösen, in denen unser Denken und Handeln sich häufig bewegt."

(Ludwig Bechstein, Schriftsteller)[22]

Quellenverzeichnis

Inspirierende Zitate [1-22]

1.

„Die Gelassenheit ist eine anmutige Form des Selbstbewusstseins."

- Marie von Ebner-Eschenbach, Schriftstellerin

2.

„Stress ist, wenn man nicht nur der Arbeit nachgeht, sondern die Arbeit einem selbst nachgeht."

- Gerhard Uhlenbruck, deutscher Immunbiologe

3.

„Fallen ist weder gefährlich noch eine Schande. Liegenbleiben ist beides."

- Konrad Adenauer, Ehemaliger Bundeskanzler

4.

„Alle Dinge sind Gift, und nichts ist ohne Gift. Allein die Dosis macht, dass ein Ding kein Gift ist."

- Paracelsus, Arzt

5.

„Man muss mit seinen Gedanken nur bei dem sein, was gerade jetzt zu tun ist."

- (Marc Aurel, römischer Kaiser)

6.

„Es gibt viele Wege, sich zu bereichern. Einer der besten ist die Sparsamkeit."

- Francis Bacon, englischer Philosoph

7.

„Was ohne Ruhepausen geschieht, ist nicht von Dauer."

- Ovid, römischer Dichter

8.

„Angst haben wir alle. Der Unterschied liegt in der Frage wovor."

- Frank Thiess, deutscher Schriftsteller

9.

„Unser Leben ist das Produkt unserer Gedanken."

- Marc Aurel, römischer Kaiser

10.

„Wenn du willst, kannst du alle besiegen: den Druck, die Erwartungen, die Schwerkraft."

- Mesut Özil, Fußballspieler

11.

„Ganz gleich, wie beschwerlich das Gestern war, stets kannst du im Heute von neuem beginnen."

- Buddha

12.

„Bei harmonischen Menschen überwiegt die Ausgeglichenheit"

- Ernst Ferstl, österreichischer Lehrer und Schriftsteller

13.

„Der Weg zum Glück besteht darin, sich um nichts zu sorgen, was sich unserem Einfluss entzieht."

- Epiktet, antiker Philosoph

14.

„Wörter können verletzen, beleidigen, verlegen machen, erdrücken, erschlagen, die Luft nehmen, im Atem halten oder Freude, Hoffnung, Glück und Euphorie verbreiten."

- Horst Bulla, Autor und Dichter

15.

„Vor allem wegen der Seele ist es nötig, den Körper zu üben, und gerade das ist es, was unsere Klugschwätzer nicht einsehen wollen."

- Jean-Jacques Rousseau

16.

„Stille und Ruhe bringen die ganze Welt ins rechte Maß zurück."

- Laotse, chinesischer Philosoph

17.

„So du zerstreut bist, lerne auf den Atem achten."

- Buddha

18.

„Gib mir 6 Stunden einen Baum zu fällen und ich werde die ersten 4 mit dem Schärfen der Axt verbringen."

- Abraham Lincoln, 16. Präsident der Vereinigten Staaten

19.

„Die Kunst des Ausruhens ist ein Teil der Kunst des Arbeitens."

- John Steinbeck, Schriftsteller

20.

„Bei einem Konflikt ist der Wunsch, ernst genommen zu werden, auf beiden Seiten gleich groß."

- Dr. Marshall B. Rosenberg, Psychologe

21.

„Wenn wir wahren Frieden in der Welt erlangen wollen, müssen wir bei den Kindern anfangen."

- Mahatma Gandhi, Rechtsanwalt und Idol

22.

„Gelassenheit kann man lernen. Man braucht dazu nur Offenheit, Motivation, ein bisschen Ausdauer und vor allem Bereitschaft, sich von den alten, eingefahrenen Bahnen zu lösen, in denen unser Denken und Handeln sich häufig bewegt."

- Ludwig Bechstein, Schriftsteller)

Quellen und Studien [A-D1]

A: Auswirkungen von Stress (Quelle: https://bit.ly/37ElHhs).

B: Symptome von Angst (Quelle: https://bit.ly/2Z5dS0F)

C: Meditation und Atmung (Quellen: https://bit.ly/3fMkzvA, https://bit.ly/3jx65Ca)

D: Glaubenssätze (Quelle: https://ineshammer.de/glaubenssaetze/)

E: Affirmationen und Yoga (Quelle: https://bit.ly/2WHxZBn)

F: Auswirkung von Yoga auf den Körper (Quelle: https://bit.ly/30zQAAx)

G: Yogaübungen gegen Stress (Quelle: https://bit.ly/2CFSQOP)

H: Dehnübungen (Quelle: https://bit.ly/2CFY5ht)

I: Sport gegen Stress (Quelle: https://bit.ly/2OUUkqQ)

J: Motivation zum Sport (Quelle: https://bit.ly/2P6oibP)

K: Wirkung von Entspannung (Quellen: https://bit.ly/2P19TgF, https://bit.ly/2OWbZyl)

M: Körperliche Entspannung (Quellen: https://bit.ly/2D3MRmL, https://bit.ly/3g0NZWW)

N: Geistige Entspannung (Quelle: https://bit.ly/3am46Mz) [URL inaktiv]

O: Naturgeräusche zur Entspannung (Quelle: https://bit.ly/3iDqTXj)

P: Düfte für den Stressabbau (Quelle: https://bit.ly/3fVNk8q)

Q: Auswirkungen von korrekter Atmung (Quelle: https://bit.ly/30LnpMp)

R: Atemübungen (Quelle: https://bit.ly/31Brgea)

S: Nasenwechselatmung (Quelle: https://bit.ly/2XOz6jv)

T: Wirkungen des Tagebuchschreibens (Quelle: https://bit.ly/3aChBrX)

U: Gründe zum Tagebuchschreiben (Quelle: https://bit.ly/346JQOd)

V: Wichtigkeit von Zielen (Quelle: https://bit.ly/31WMPpt)

W: Definition von Zielen (Quelle: https://bit.ly/3g6r1wN)

X: SMART-Methode (Quelle: https://bit.ly/3iJ49oE)

Y: Gelassenheit durch Selbstbewusstsein (Quelle: https://bit.ly/3135MYi)

Z: Stärken des Selbstbewusstseins (Quelle: https://bit.ly/3iNRHnD)

A1: Selbstvertrauen (Quelle: https://bit.ly/3iPNIXT)

B1: Progressive Muskelentspannung (Quelle: https://bit.ly/3fZBs6f)

C1: Autogenes Training (Quelle: https://bit.ly/3fZUXeP)

D1: *The Acute Effects of Yoga on Executive Function* (Studie: https://bit.ly/2ZNWyyl)

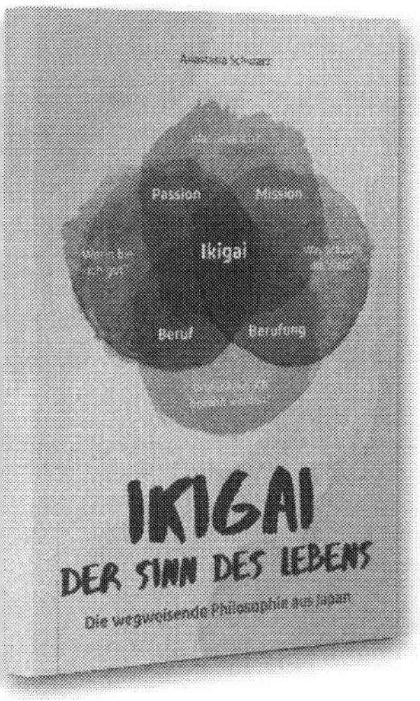

Ikigai - Der Sinn des Lebens

Die wegweisende Philosophie aus Japan mit der du deiner eigenen Bestimmung folgen und deine Pass ion mit Leichtigkeit leben kannst!

Das Wort Ikigai hat seinen Ursprung im Japanischen und setzt sich aus „iki“ (Leben) und „gai“ (Wert) zusammen. Übersetzt ins Deutsche bedeutet Ikigai „Wert des Lebens“ oder „lebenswert“. Freier lässt sich Ikigai auch als „wofür es sich zu leben lohnt“ oder „Freude am Leben“ verstehen. Das Ziel dieses Modells ist nichts Geringeres als für sich den Sinn des eigenen Lebens zu finden, diesem eine Bestimmung zu geben und damit den Schlüssel zu absoluter Erfüllung und Zufriedenheit zu finden.

ISBN: 978-3-98601-028-7

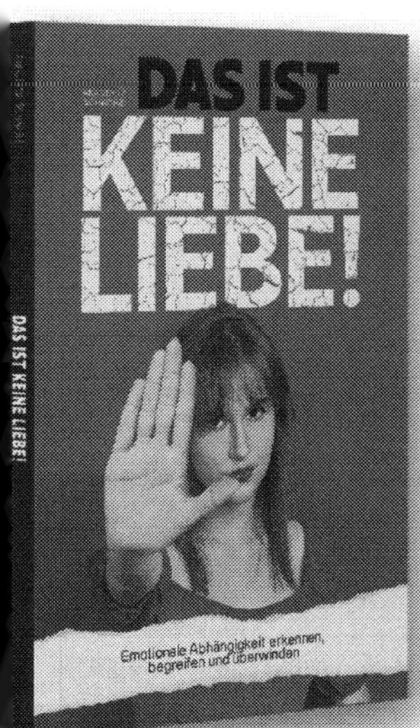

DAS IST KEINE LIEBE!

Emotionale Abhängigkeit erkennen, begreifen und überwinden

Das Gefühl von Liebeskummer oder die Furcht vor Einsamkeit ist für viele verständlich und nach-vollziehbar. Trauer, Enttäuschung und Verlust-ängste sind üblicherweise Teile, die bei einer Trennung entstehen können. „Du bist mein Leben, meine Welt. Alles was ich habe bist du. Wenn Du nicht bei mir bist, fühle Ich mich leer. Ich liebe Dich.“ Kann man das noch als Liebe bezeichnen oder stellt es vielmehr eine außergewöhnliche emotionale Abhängigkeit, eine irrsinnige Bindung an eine Person dar?

ISBN: 978-3-98601-054-6

FSC
www.fsc.org
MIX
Papier | Fördert gute Waldnutzung
FSC® C083411